瞳瞳小朋友近视防控日记

主 编 吕 帆 瞿

编委（以姓氏笔画为序）

毛欣杰　吕　帆　刘新婷　齐拓荒　李　明

汪育文　陈　浩　陈　绮　金婉卿　周佳玮

周翔天　赵　亮　胡　亮　保金华　侯　方

姜　珺　徐良德　徐菁菁　涂昌森　诸葛晶

瞿　佳

编者（以姓氏笔画为序）

丁　越　王梦怡　过　敏　刘　越　杜　敏

李　瑾　宋　萃　陈罗胜　施　策

人民卫生出版社

图书在版编目（CIP）数据

瞳瞳小朋友近视防控日记 / 吕帆，瞿佳主编 . —北京：人民卫生出版社，2019

ISBN 978-7-117-28455-4

Ⅰ. ①瞳… Ⅱ. ①吕… ②瞿… Ⅲ. ①近视－防治－儿童读物 Ⅳ. ①R778.1-49

中国版本图书馆 CIP 数据核字（2019）第 084277 号

人卫智网	www.ipmph.com	医学教育、学术、考试、健康，购书智慧智能综合服务平台
人卫官网	www.pmph.com	人卫官方资讯发布平台

瞳瞳小朋友近视防控日记

主　　编：吕　帆　瞿　佳
出版发行：人民卫生出版社（中继线 010-59780011）
地　　址：北京市朝阳区潘家园南里 19 号
邮　　编：100021
E - mail：pmph @ pmph.com
购书热线：010-59787592　010-59787584　010-65264830
印　　刷：北京铭成印刷有限公司
经　　销：新华书店
开　　本：710×1000　1/16　印张：10
字　　数：190 千字
版　　次：2019 年 6 月第 1 版　2022 年 1 月第 1 版第 4 次印刷
标准书号：ISBN 978-7-117-28455-4
定　　价：50.00 元

打击盗版举报电话：010-59787491　E-mail：WQ @ pmph.com
（凡属印装质量问题请与本社市场营销中心联系退换）

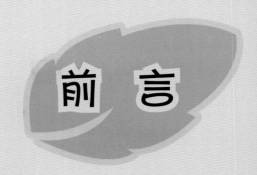

前　言

　　我国儿童和青少年近视比例逐年上升，科学地实施近视防控势在必行。在党和国家的高度重视下，儿童青少年近视防控已成为国家战略，一场声势浩大的儿童青少年近视防控工作已见端倪。

　　此时此刻，如何让儿童青少年以及他们的家长们了解近视眼，理解近视的发生与发展，知晓近视的科学防范和科学矫正，能积极主动参与到近视防控中，非常重要。近视方面的科普书不少，但我们试图用一种非常生动直观的表达方式，让年幼的小朋友能和父母或他们的爷爷奶奶、姥姥姥爷一起阅读，读得轻松、读得明白，从他们关注的角度，用碎片化的时间，了解有关近视的一些小知识点，并能马上落实，开始科学的近视防控行动。

　　本书的"主角"是小朋友瞳瞳和他的妈妈。瞳瞳爱读书又有诸多的眼睛和视觉方面的问题，瞳瞳和妈妈带着急切的心情和对近视防控的诸多问题，来寻求答案。于是，本书邀请了"目目佳教授"和"吕教授"两位近视防控领域的专家亲临现场，耐心答疑解惑。

　　由此，可爱的小瞳瞳和细心的瞳妈与两位大教授展开了一段段有关近视防控的对话，每一段有关近视的问答和体验，都成为瞳瞳和妈妈一段难忘的经历记录，故称为"瞳瞳小朋友近视防控日记"。

　　这是一本有趣味性，又有知识点的近视防控漫画读本，每一个小题目都讲解了一个有关近视防控的知识点，每一个知识点都是对有关近视的知识的总结和提炼，每一条近视防控建议都经过了实践检验。

　　该书由温州医科大学附属眼视光医院的山楂树科普团队创制，内容围绕认识眼睛、了解近视、如何让近视少发生、近视了我们该怎么办、常见误区等方面逐步展开。山楂树科普团队同时制作了"眼记一分钟"系列动漫视频作为图书的增值服务。同时非常感谢深圳市瑞霖医药有限公司对漫画和视频制作方面的大力支持。同时鸣谢：深圳花木马文化传播有限公司以及上海郎客信息技术有限公司提供设计支持。

希望各位小朋友和家长们，可以通过这本"日记"，在轻松的气氛中掌握近视防控技能，在愉悦的阅读过程中感受到学习视觉健康知识的快乐。

吕帆　瞿佳

2019 年 4 月

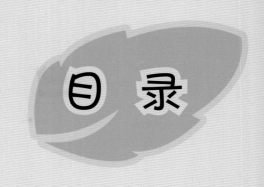

目 录

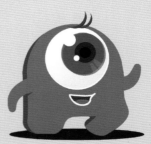

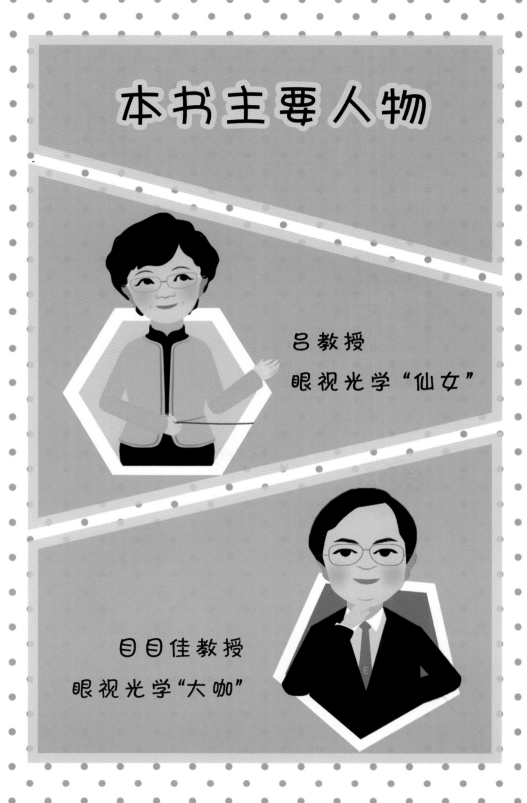

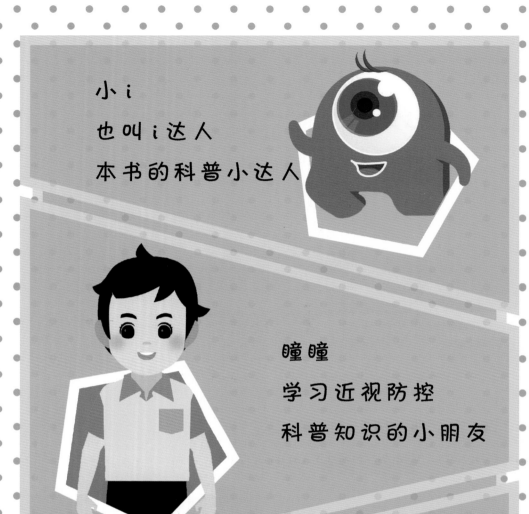

小 i
也叫 i 达人
本书的科普小达人

瞳瞳
学习近视防控
科普知识的小朋友

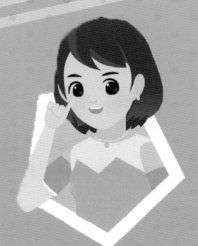

瞳妈
瞳瞳的妈妈

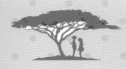

温州醫科大學 附属眼视光医院
The Eye Hospital of Wenzhou Medical University
山楂树科普团队
The Thorn Tree Boost Team

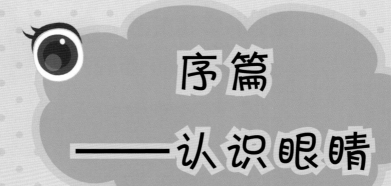

序篇
——认识眼睛

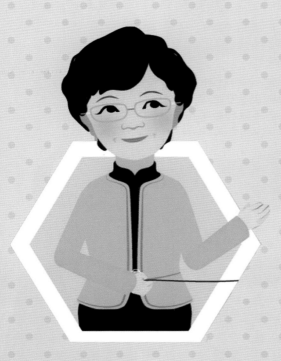

和吕教授一起，先了解一些眼睛和近视相关的基础知识吧。

扫描二维码，
可以观看
小故事的视频

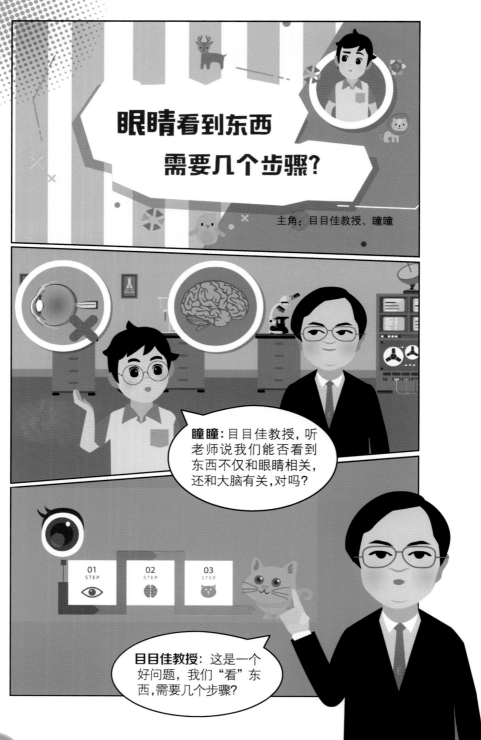

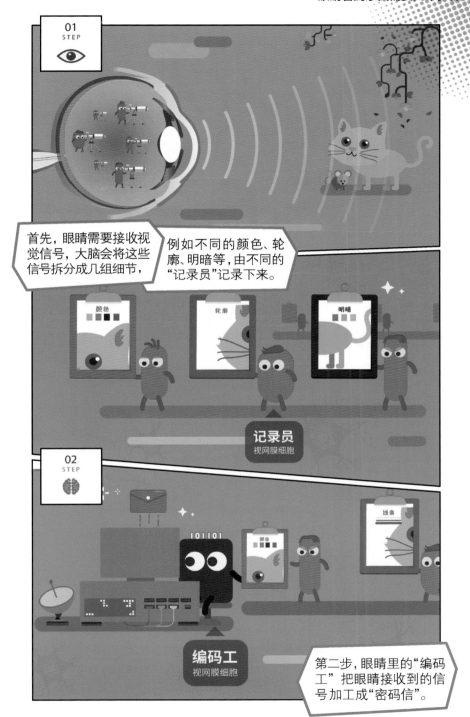

首先，眼睛需要接收视觉信号，大脑会将这些信号拆分成几组细节，

例如不同的颜色、轮廓、明暗等，由不同的"记录员"记录下来。

记录员
视网膜细胞

编码工
视网膜细胞

第二步，眼睛里的"编码工"把眼睛接收到的信号加工成"密码信"。

3

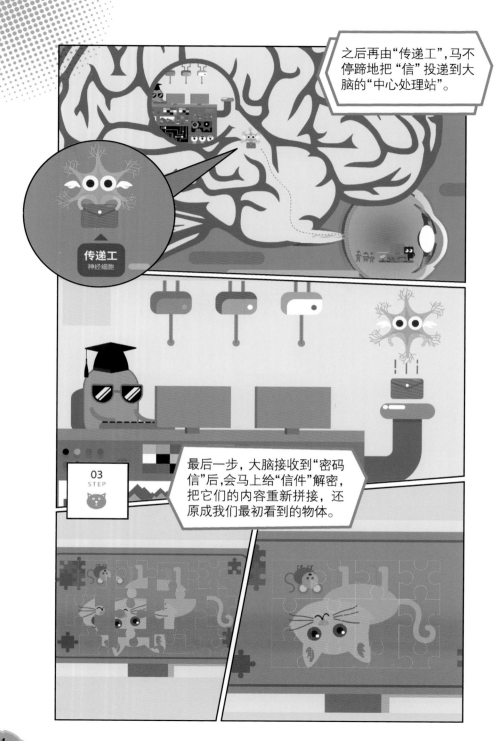

之后再由"传递工"，马不停蹄地把"信"投递到大脑的"中心处理站"。

传递工
神经细胞

最后一步，大脑接收到"密码信"后，会马上给"信件"解密，把它们的内容重新拼接，还原成我们最初看到的物体。

03
STEP

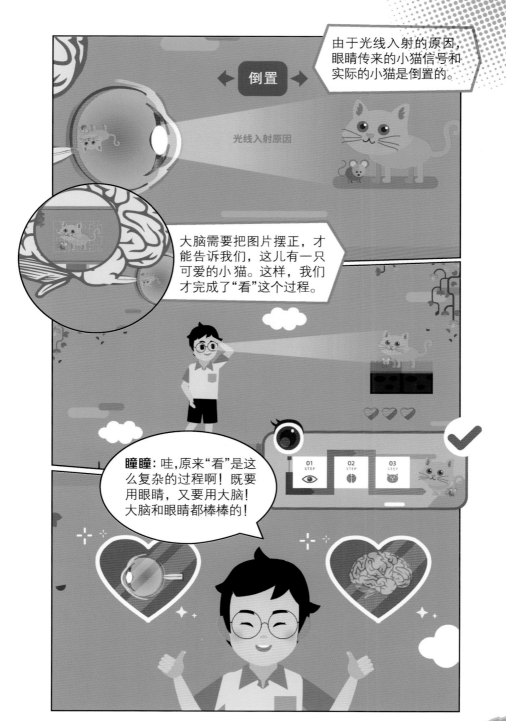

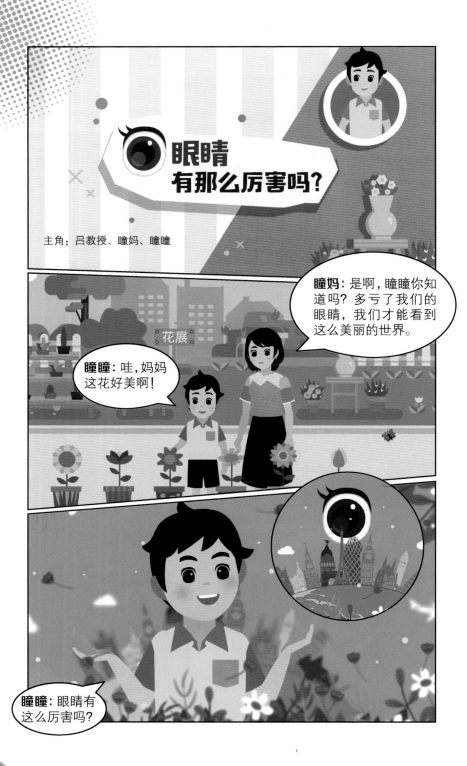

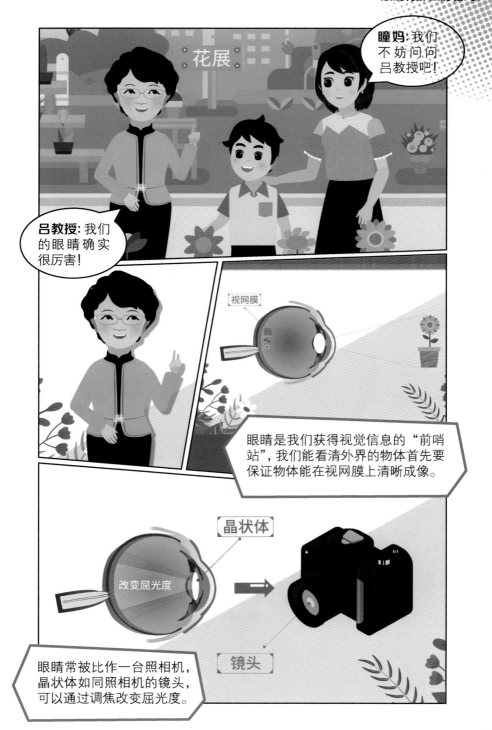

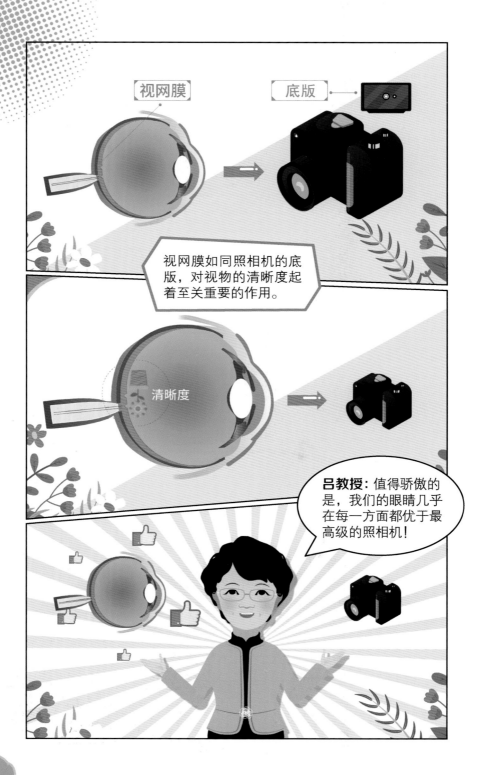

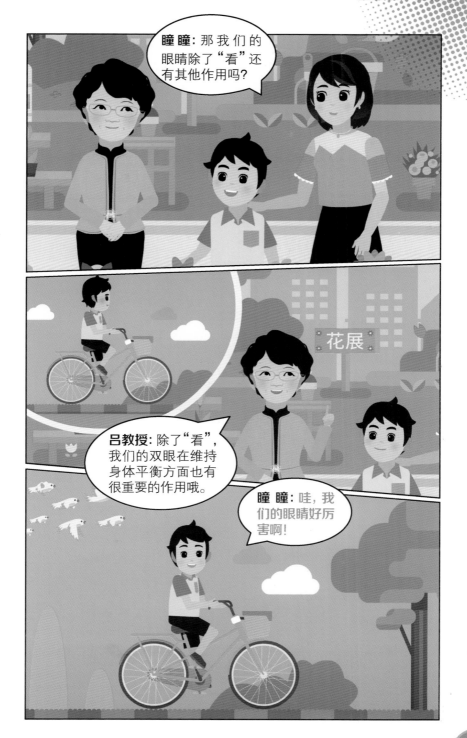

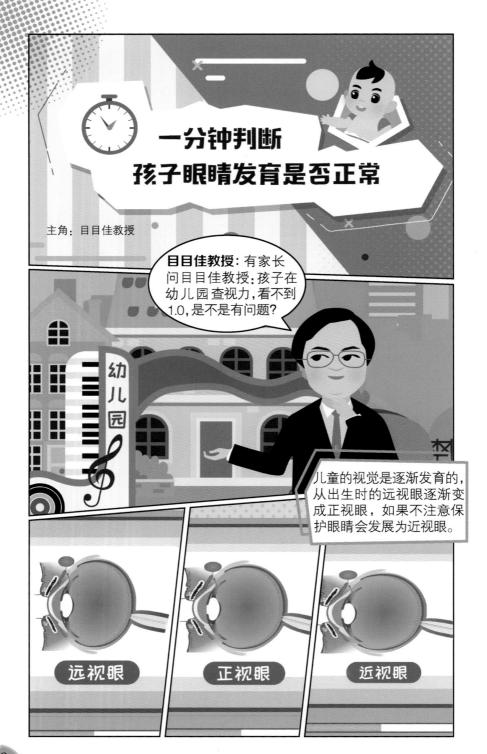

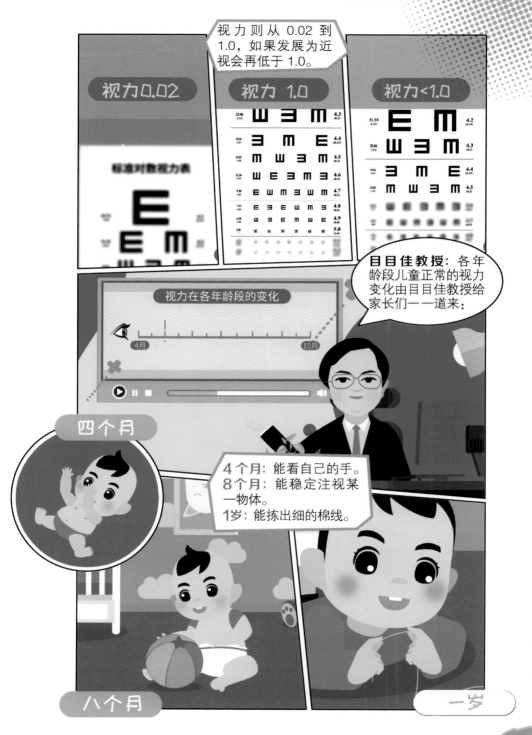

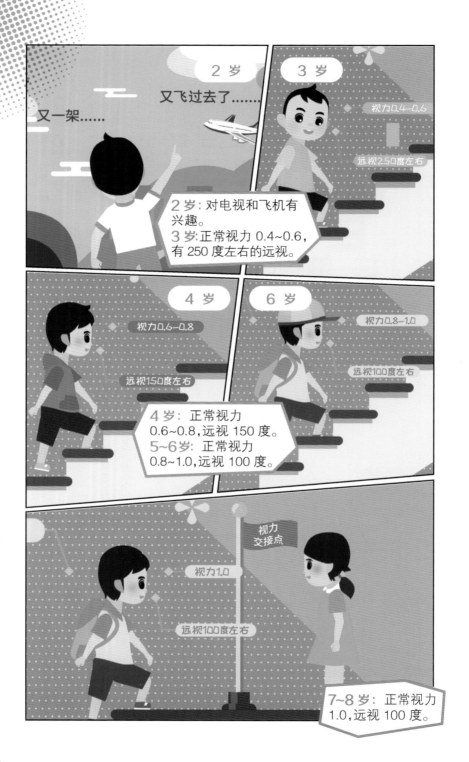

12

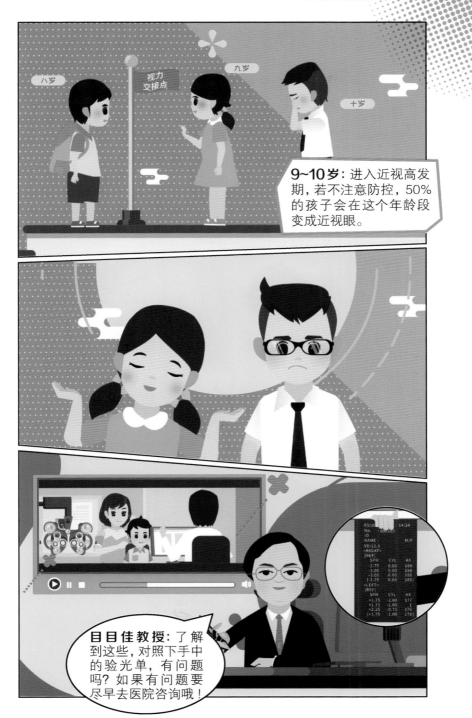

9~10岁：进入近视高发期，若不注意防控，50%的孩子会在这个年龄段变成近视眼。

目目佳教授：了解到这些，对照下手中的验光单，有问题吗？如果有问题要尽早去医院咨询哦！

13

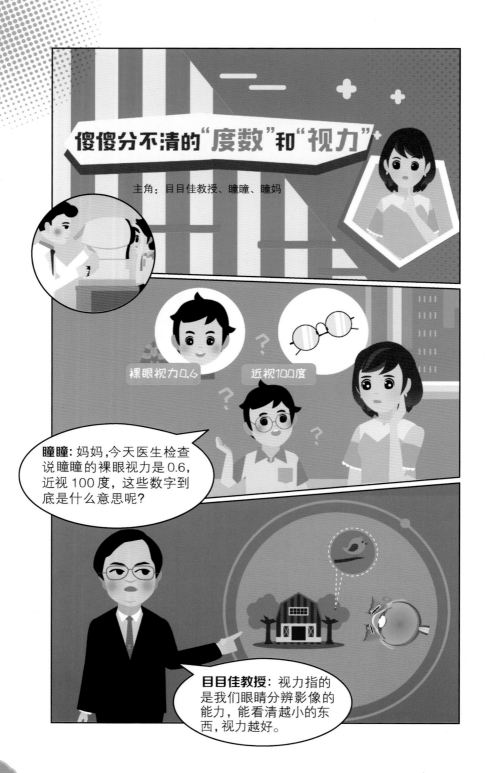

14

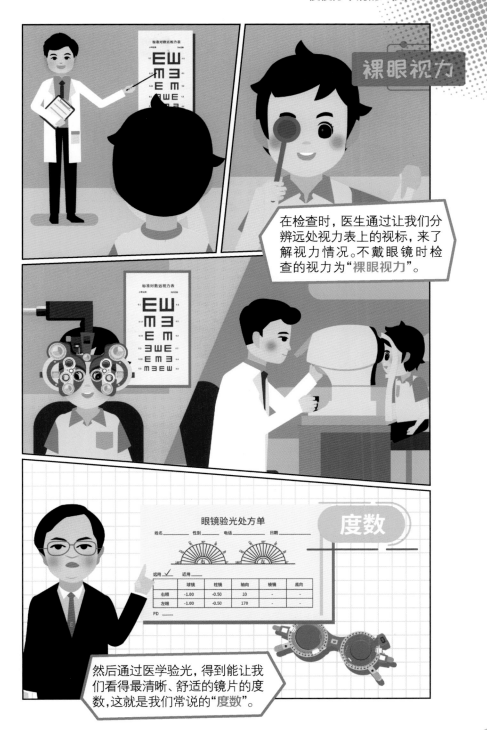

裸眼视力

在检查时，医生通过让我们分辨远处视力表上的视标，来了解视力情况。不戴眼镜时检查的视力为"裸眼视力"。

度数

然后通过医学验光，得到能让我们看得最清晰、舒适的镜片的度数，这就是我们常说的"度数"。

15

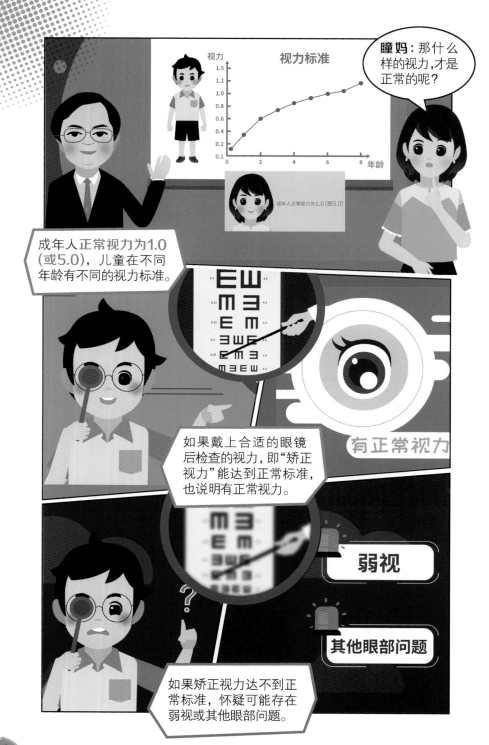

16

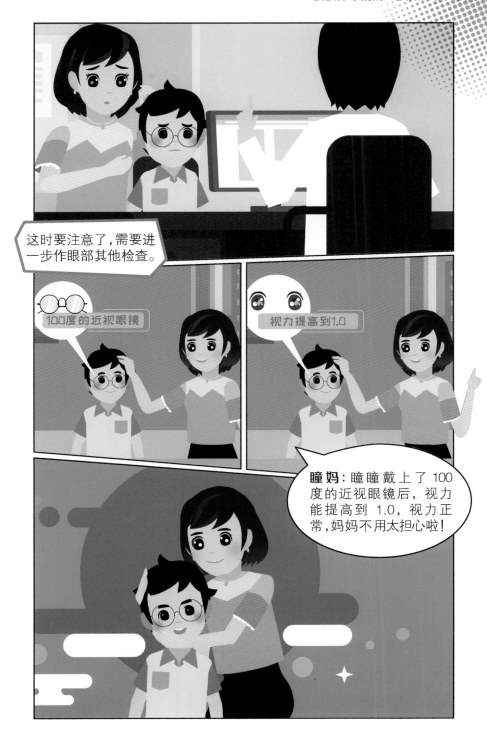

一分钟教你
看懂电脑验光单

主角：i达人

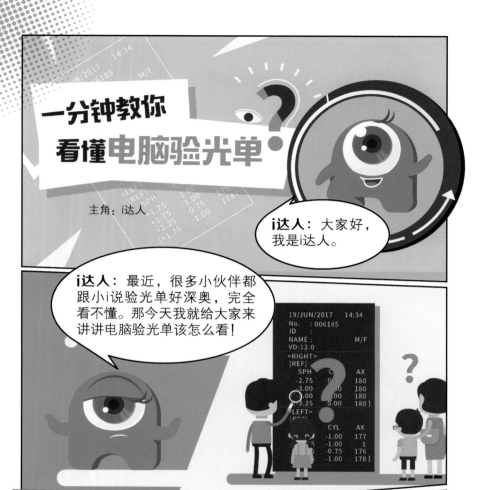

i达人：大家好，我是i达人。

i达人：最近，很多小伙伴都跟小i说验光单好深奥，完全看不懂。那今天我就给大家来讲讲电脑验光单该怎么看！

电脑验光单中，RIGHT 代表右眼，LEFT 代表左眼。

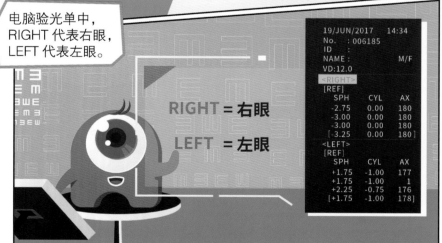

RIGHT = 右眼

LEFT = 左眼

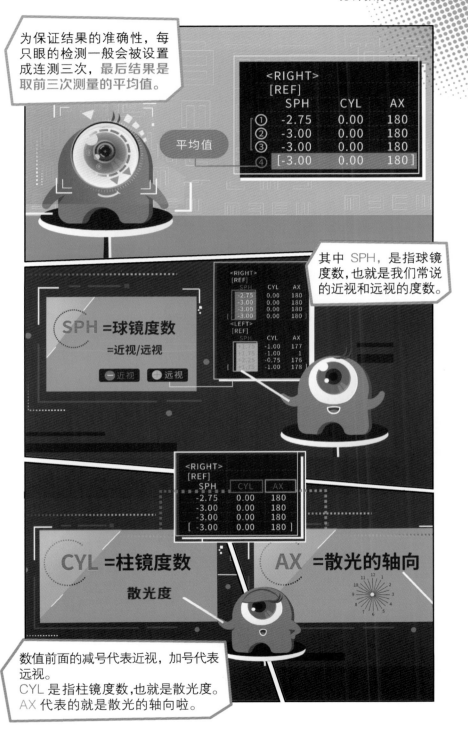

为保证结果的准确性，每只眼的检测一般会被设置成连测三次，最后结果是取前三次测量的平均值。

平均值

<RIGHT> [REF]		
SPH	CYL	AX
① -2.75	0.00	180
② -3.00	0.00	180
③ -3.00	0.00	180
④ [-3.00	0.00	180]

其中 SPH，是指球镜度数，也就是我们常说的近视和远视的度数。

SPH =球镜度数
=近视/远视

○- 近视　○+ 远视

<RIGHT> [REF]		
SPH	CYL	AX
-2.75	0.00	180
-3.00	0.00	180
-3.00	0.00	180
[-3.00	0.00	180]
<LEFT> [REF]		
SPH	CYL	AX
	-1.00	177
	-1.00	1
	-0.75	176
[	-1.00	178]

<RIGHT> [REF]		
SPH	CYL	AX
-2.75	0.00	180
-3.00	0.00	180
-3.00	0.00	180
[-3.00	0.00	180]

CYL =柱镜度数

散光度

AX =散光的轴向

数值前面的减号代表近视，加号代表远视。
CYL 是指柱镜度数，也就是散光度。
AX 代表的就是散光的轴向啦。

19

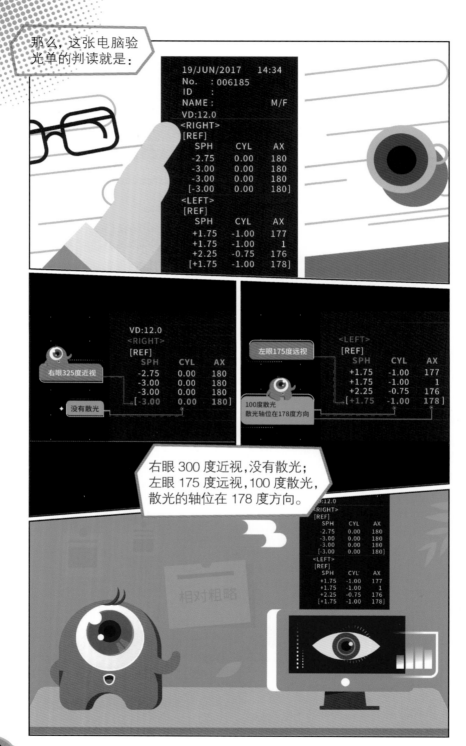

那么，这张电脑验光单的判读就是：

右眼 300 度近视，没有散光；
左眼 175 度远视，100 度散光，
散光的轴位在 178 度方向。

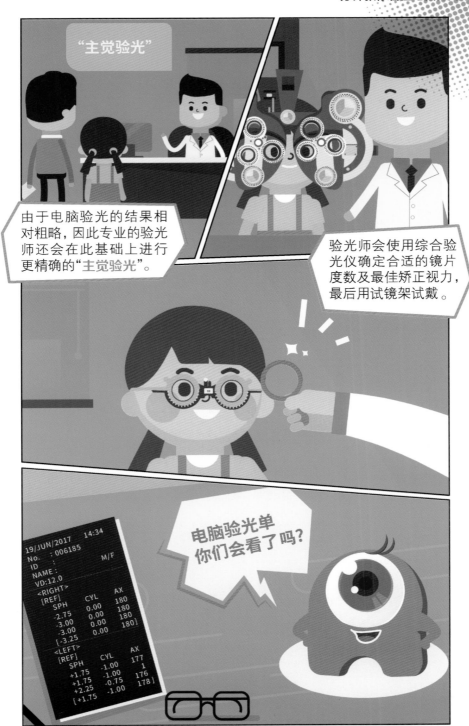

21

温州醫科大學 附属眼视光医院
The Eye Hospital of Wenzhou Medical University
山楂树科普团队
The Thorn Tree Boost Team

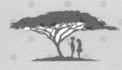

近视小常识
——了解近视

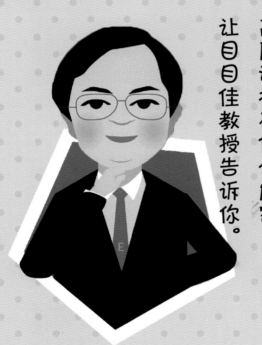

近视是什么？近视能治好吗？

什么是散光？什么是蓝光？

近视会遗传吗？

高度近视有什么危害？

让目目佳教授告诉你。

扫描二维码，
可以观看
小故事的视频

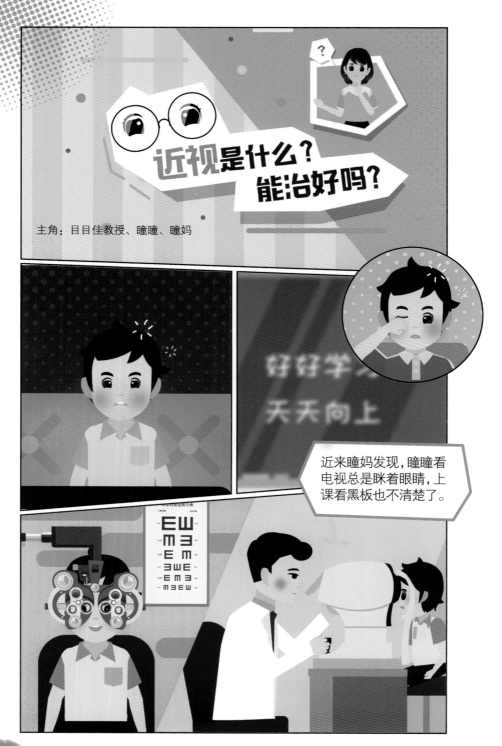

24

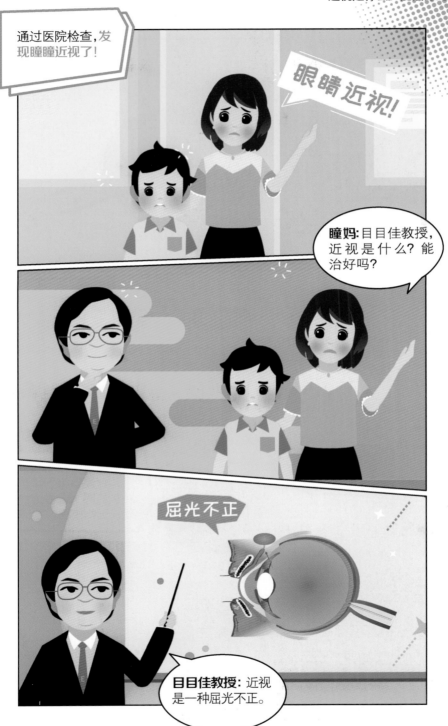

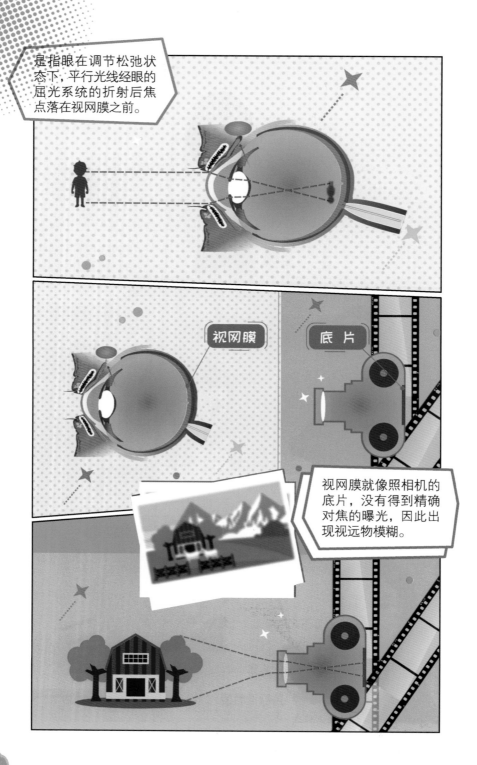

是指眼在调节松弛状态下，平行光线经眼的屈光系统的折射后焦点落在视网膜之前。

视网膜

底片

视网膜就像照相机的底片，没有得到精确对焦的曝光，因此出现视远物模糊。

26

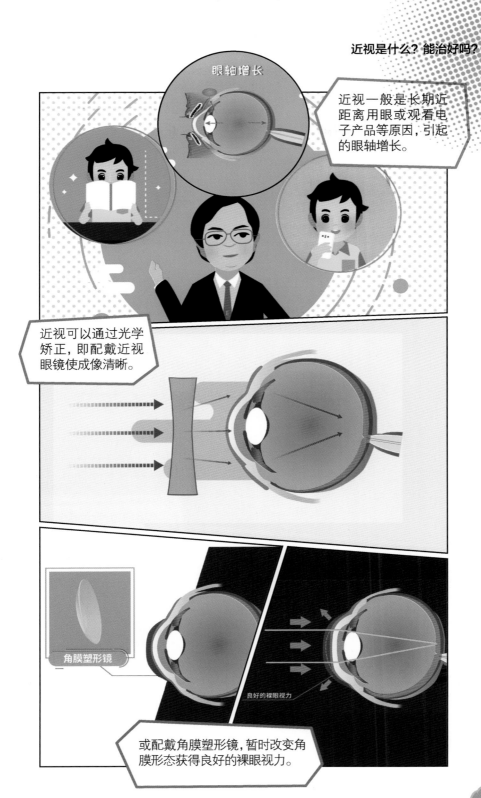

眼轴增长

近视一般是长期近距离用眼或观看电子产品等原因，引起的眼轴增长。

近视可以通过光学矫正，即配戴近视眼镜使成像清晰。

角膜塑形镜

良好的裸眼视力

或配戴角膜塑形镜，暂时改变角膜形态获得良好的裸眼视力。

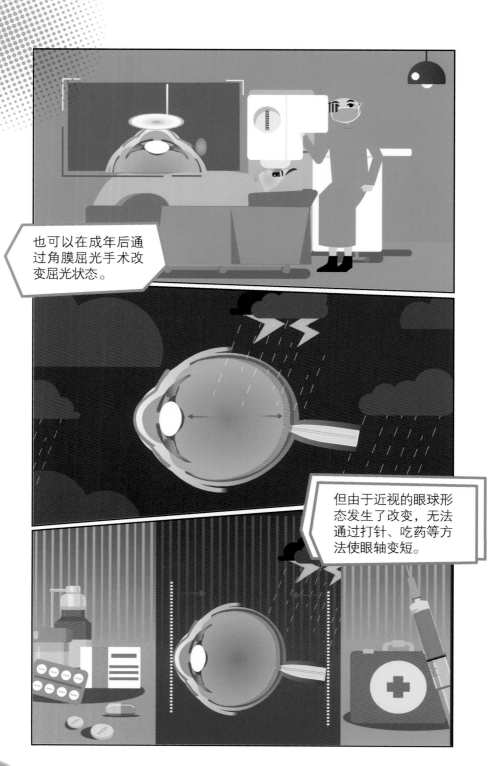

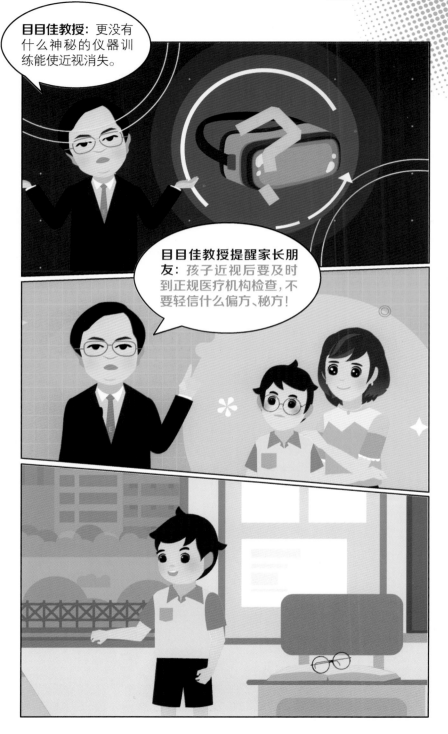

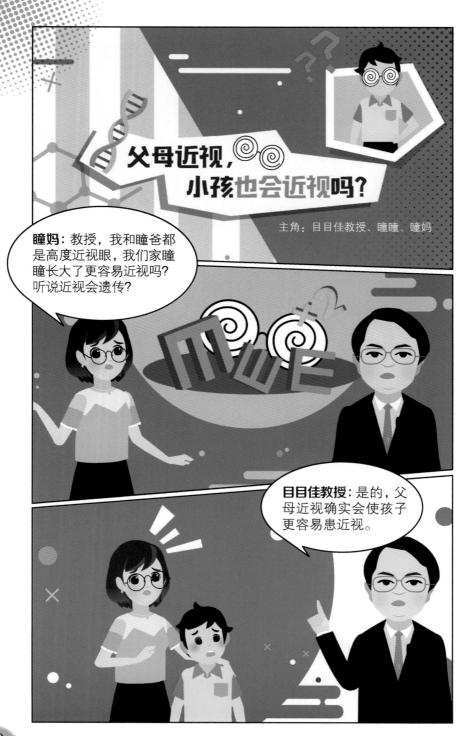

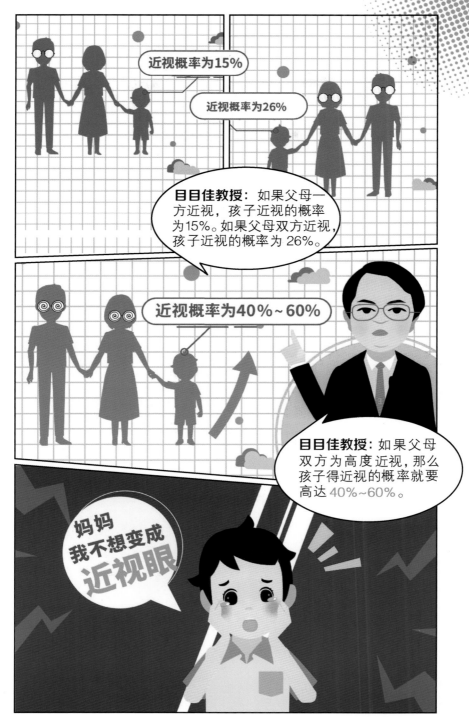

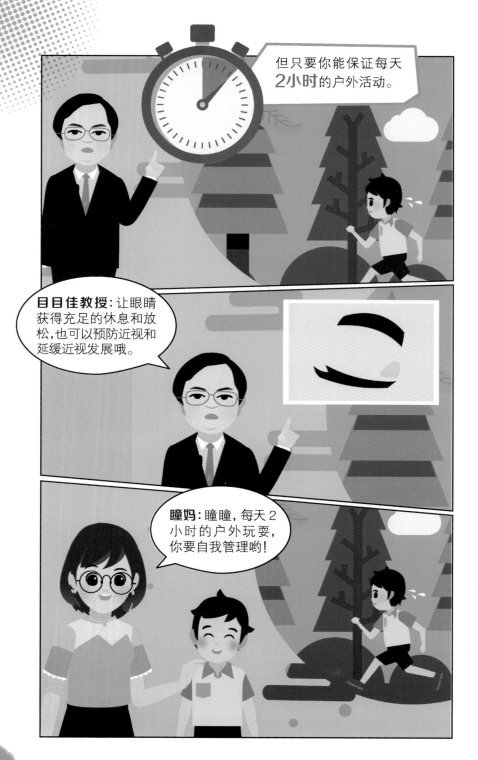

32

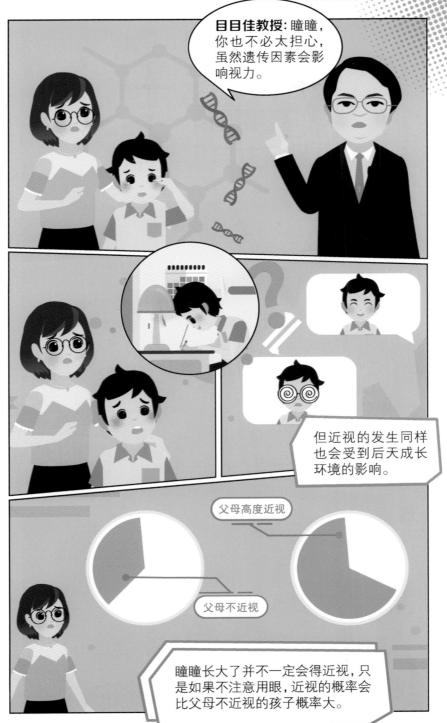

33

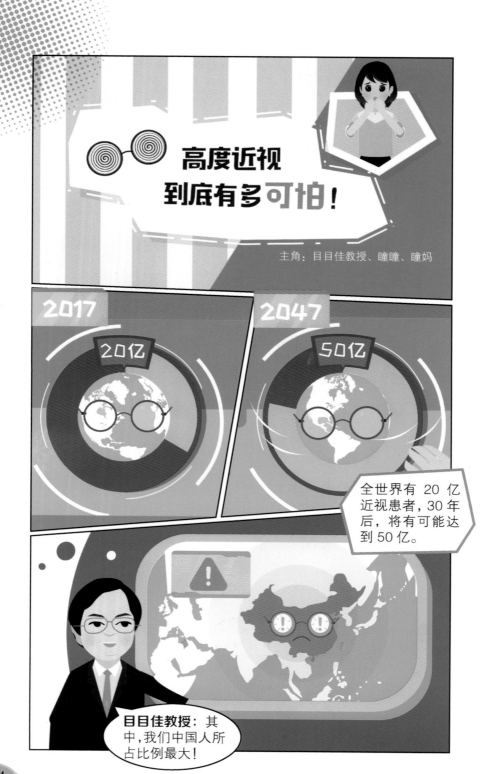

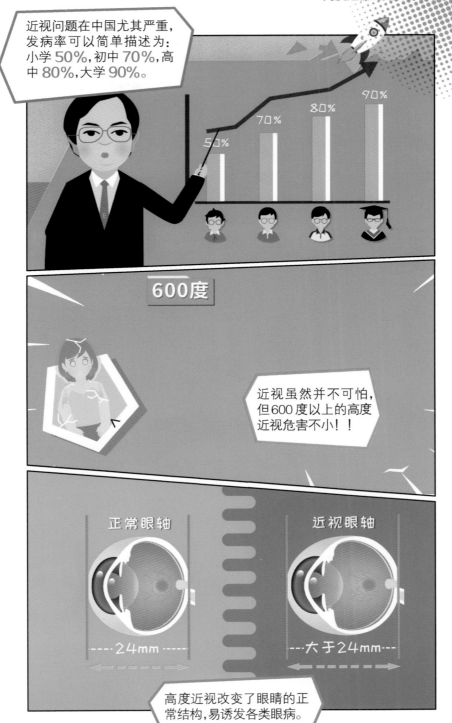

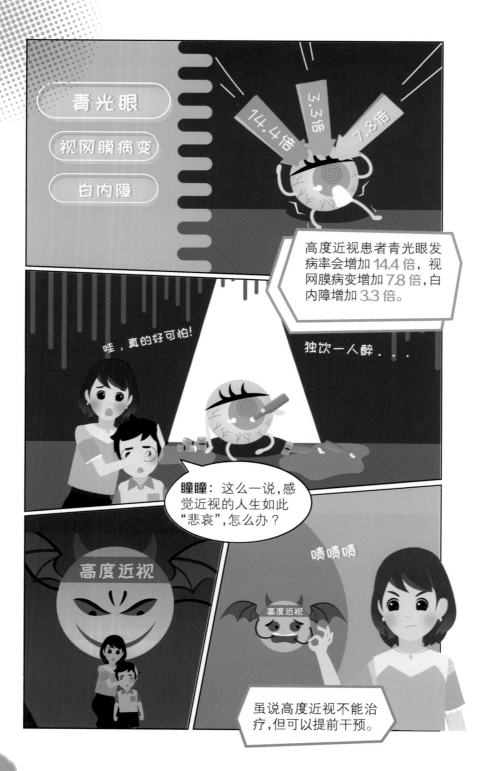

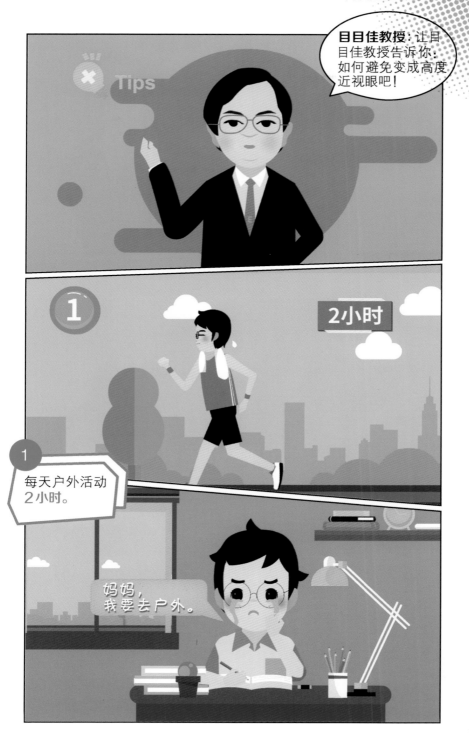

37

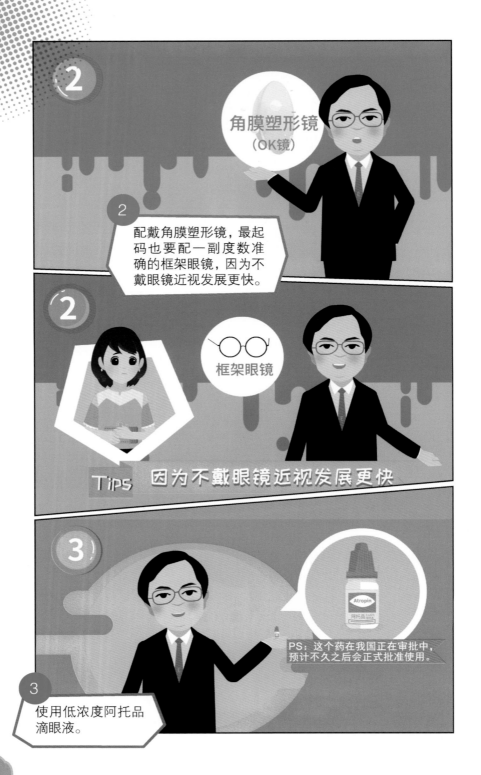

38

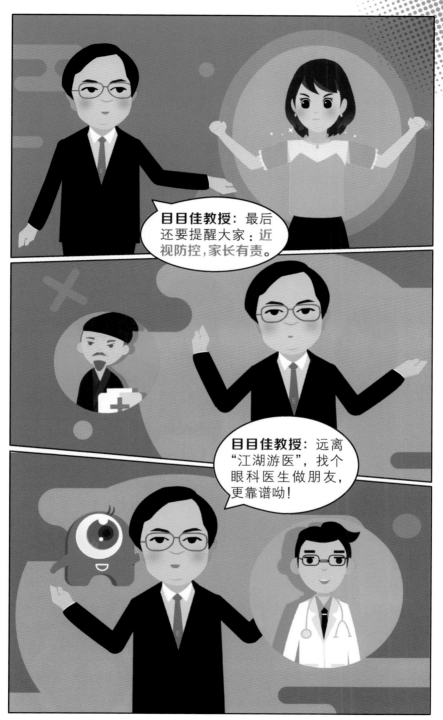

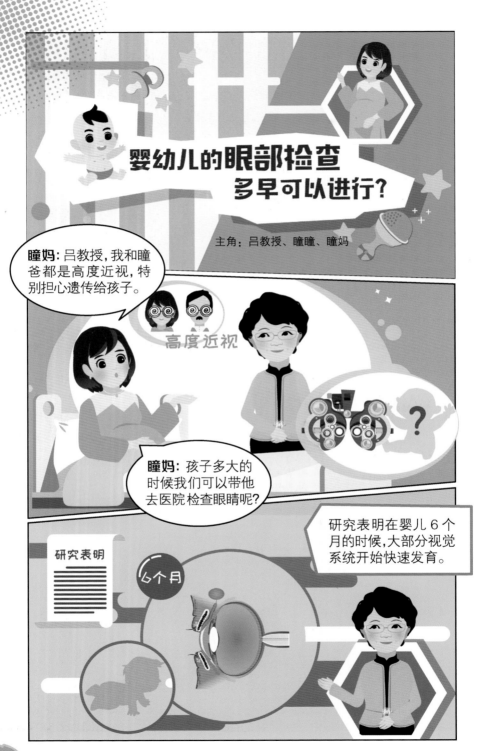

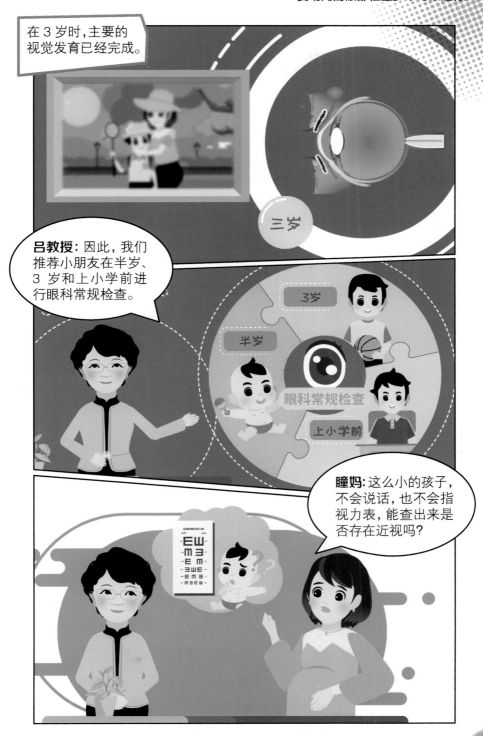

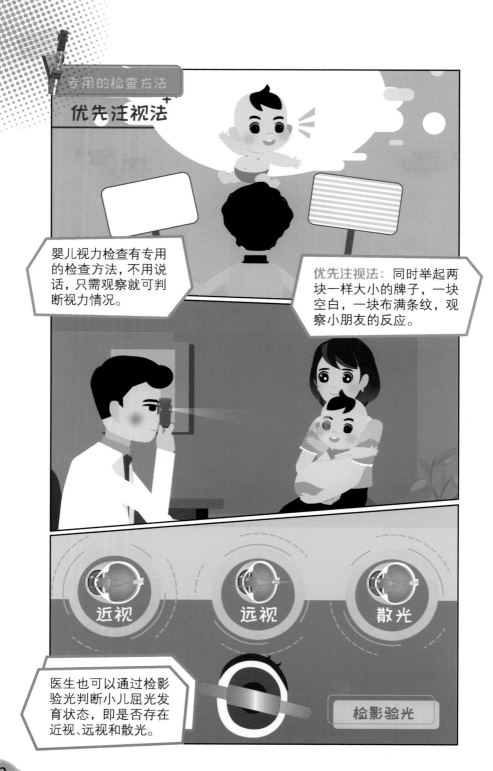

专用的检查方法

优先注视法

婴儿视力检查有专用的检查方法，不用说话，只需观察就可判断视力情况。

优先注视法：同时举起两块一样大小的牌子，一块空白，一块布满条纹，观察小朋友的反应。

近视　　远视　　散光

检影验光

医生也可以通过检影验光判断小儿屈光发育状态，即是否存在近视、远视和散光。

42

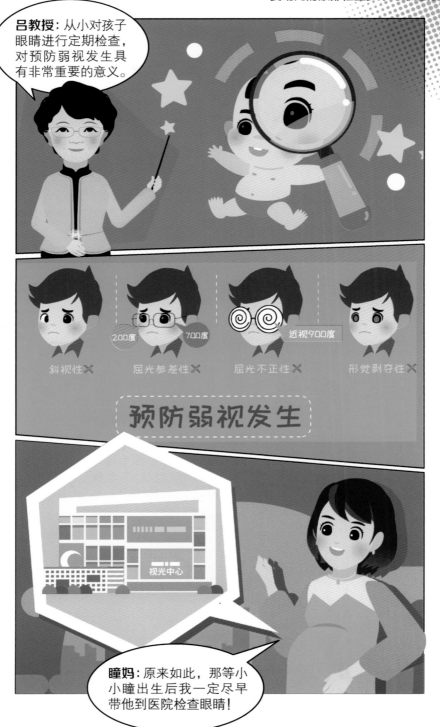

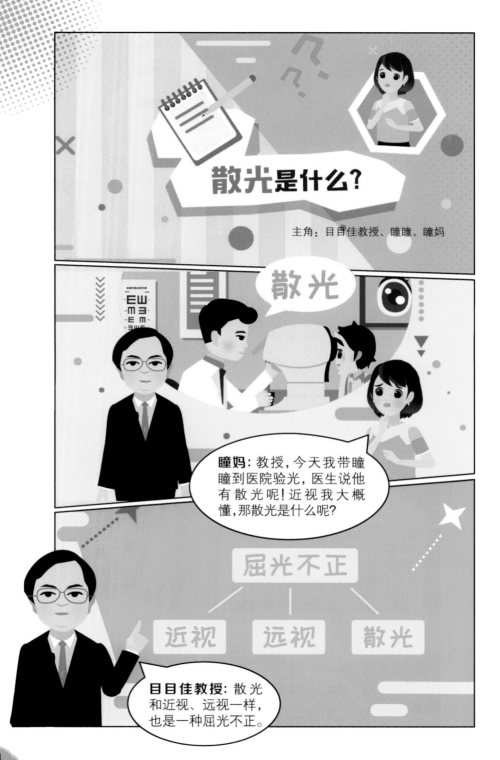

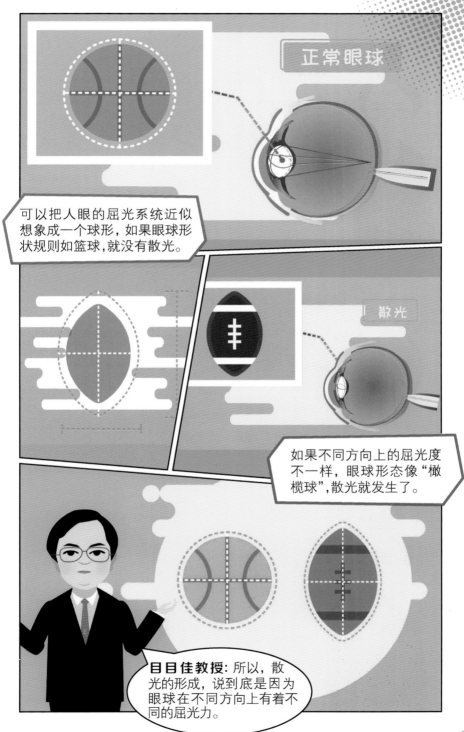

正常眼球

可以把人眼的屈光系统近似想象成一个球形，如果眼球形状规则如篮球，就没有散光。

散光

如果不同方向上的屈光度不一样，眼球形态像"橄榄球"，散光就发生了。

目目佳教授：所以，散光的形成，说到底是因为眼球在不同方向上有着不同的屈光力。

45

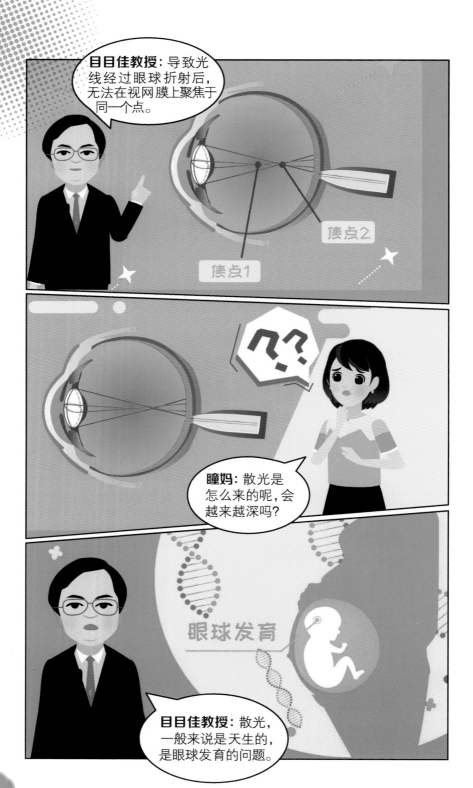

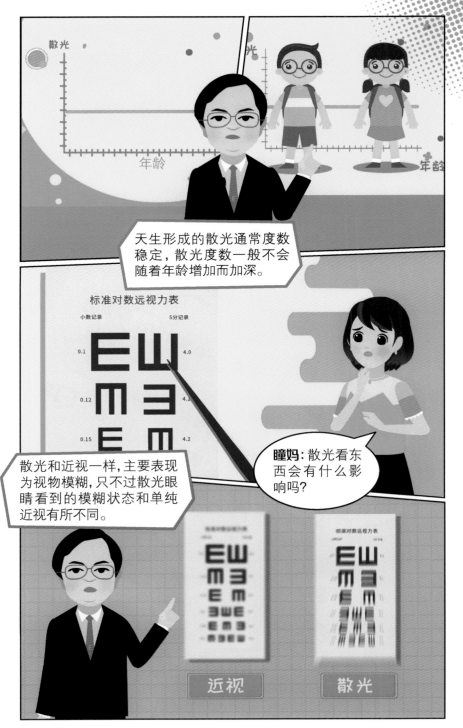

天生形成的散光通常度数稳定，散光度数一般不会随着年龄增加而加深。

瞳妈：散光看东西会有什么影响吗？

散光和近视一样，主要表现为视物模糊，只不过散光眼睛看到的模糊状态和单纯近视有所不同。

近视

散光

47

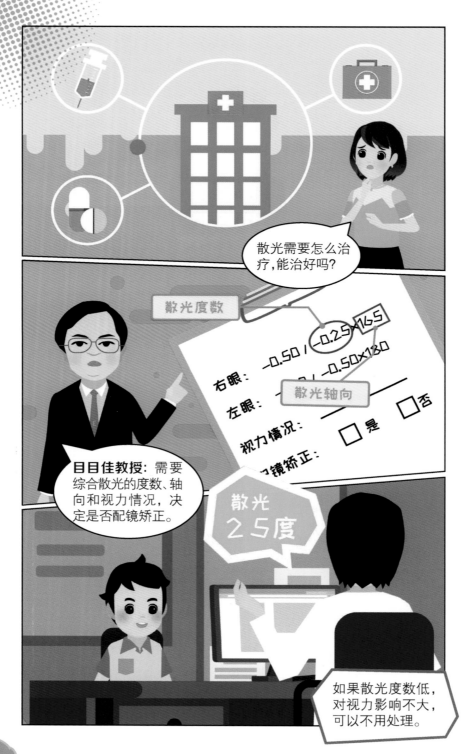

48

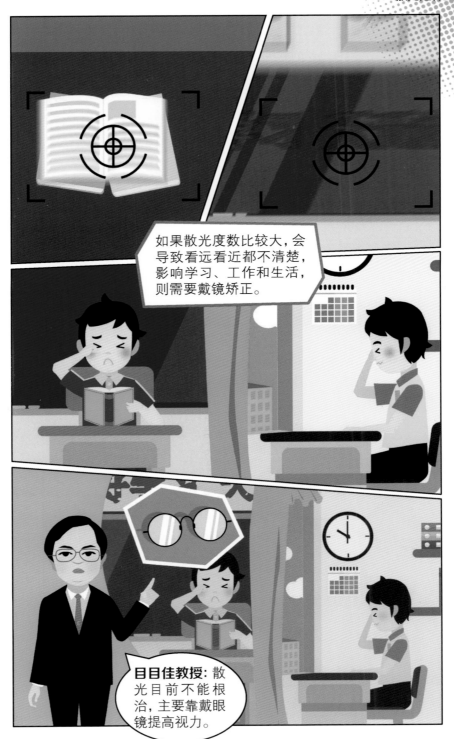

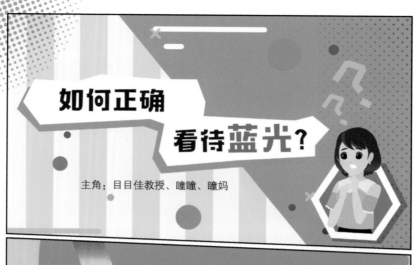

主角：目目佳教授、瞳瞳、瞳妈

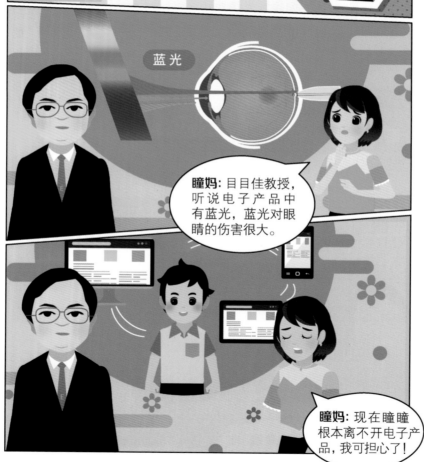

蓝光

瞳妈： 目目佳教授，听说电子产品中有蓝光，蓝光对眼睛的伤害很大。

瞳妈： 现在瞳瞳根本离不开电子产品，我可担心了！

50

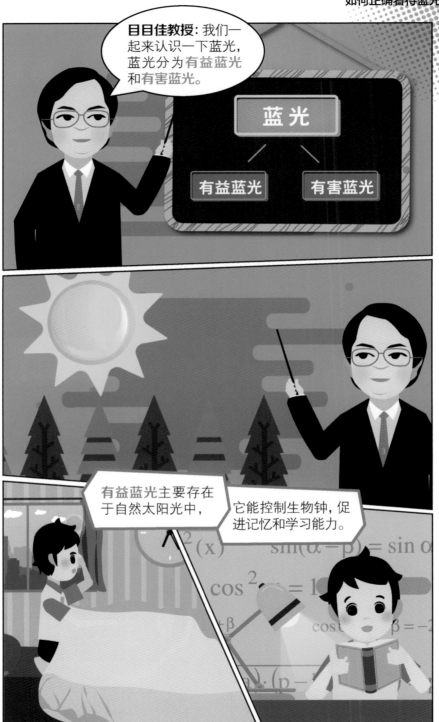

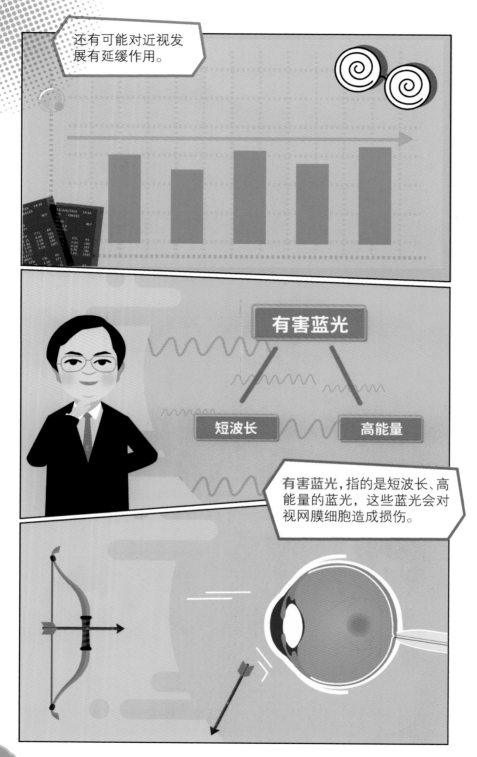

还有可能对近视发展有延缓作用。

有害蓝光

短波长　　高能量

有害蓝光,指的是短波长、高能量的蓝光,这些蓝光会对视网膜细胞造成损伤。

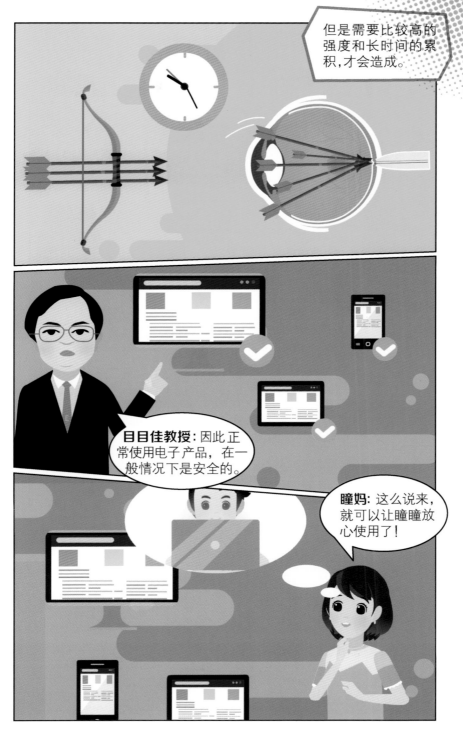

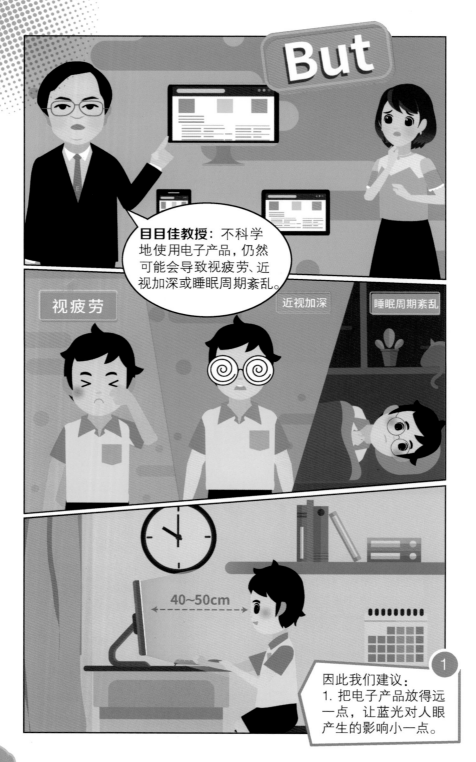

54

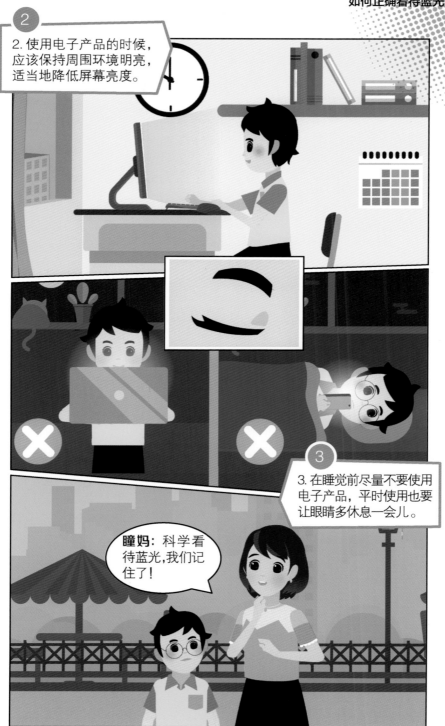

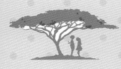

温州醫科大學 附属眼视光医院
The Eye Hospital of Wenzhou Medical University
山楂树科普团队
The Thorn Tree Boost Team

近视预防
——如何让近视少发生

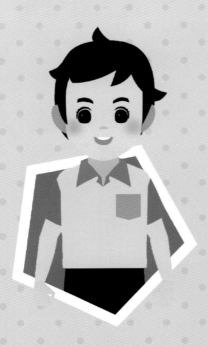

延缓近视发展？

应该怎么保护眼睛、预防近视、

怎样才能不近视？

扫描二维码，
可以观看
小故事的视频

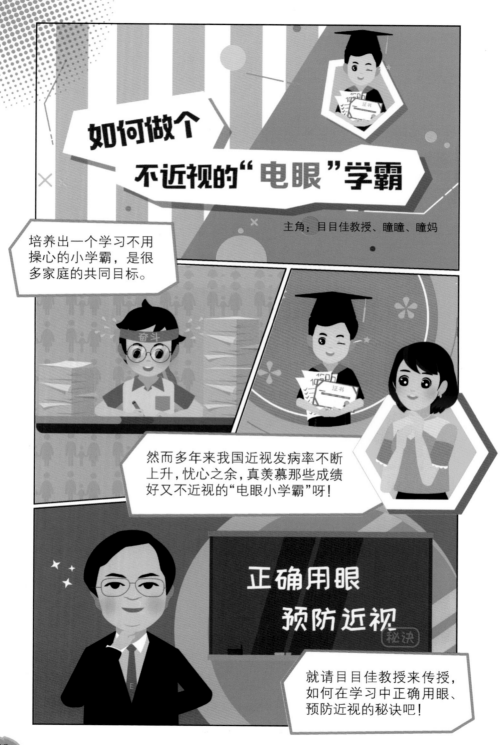

如何做个不近视的"电眼"学霸

主角：目目佳教授、瞳瞳、瞳妈

培养出一个学习不用操心的小学霸，是很多家庭的共同目标。

然而多年来我国近视发病率不断上升，忧心之余，真羡慕那些成绩好又不近视的"电眼小学霸"呀！

正确用眼 预防近视 秘诀

就请目目佳教授来传授，如何在学习中正确用眼、预防近视的秘诀吧！

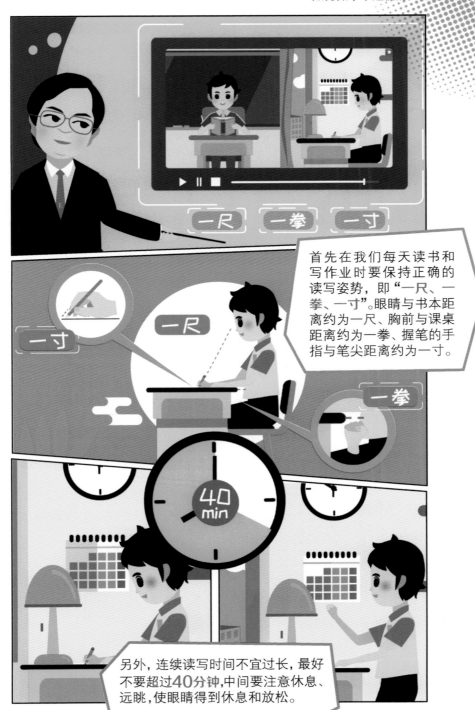

首先在我们每天读书和写作业时要保持正确的读写姿势，即"一尺、一拳、一寸"。眼睛与书本距离约为一尺、胸前与课桌距离约为一拳、握笔的手指与笔尖距离约为一寸。

另外，连续读写时间不宜过长，最好不要超过40分钟,中间要注意休息、远眺,使眼睛得到休息和放松。

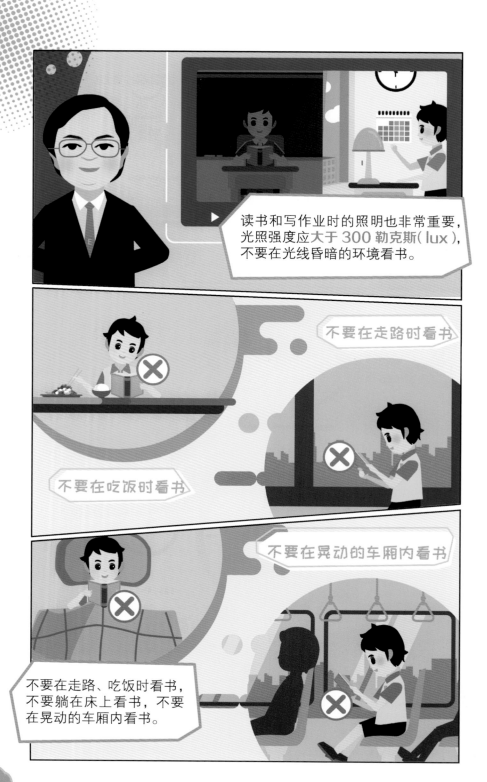

读书和写作业时的照明也非常重要，光照强度应**大于 300 勒克斯（lux），**不要在光线昏暗的环境看书。

不要在走路时看书

不要在吃饭时看书

不要在晃动的车厢内看书

不要在走路、吃饭时看书，不要躺在床上看书，不要在晃动的车厢内看书。

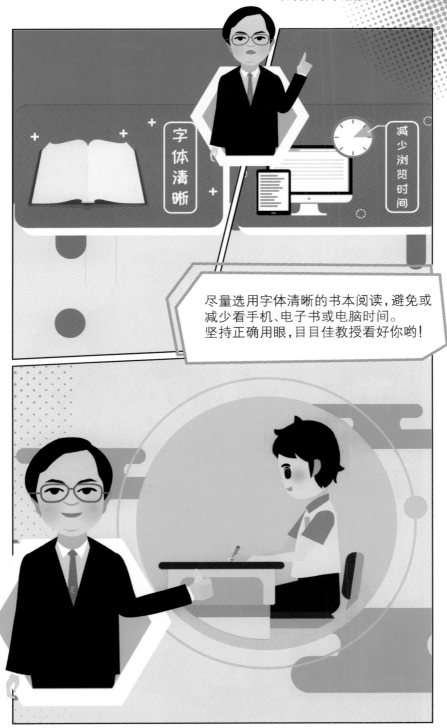

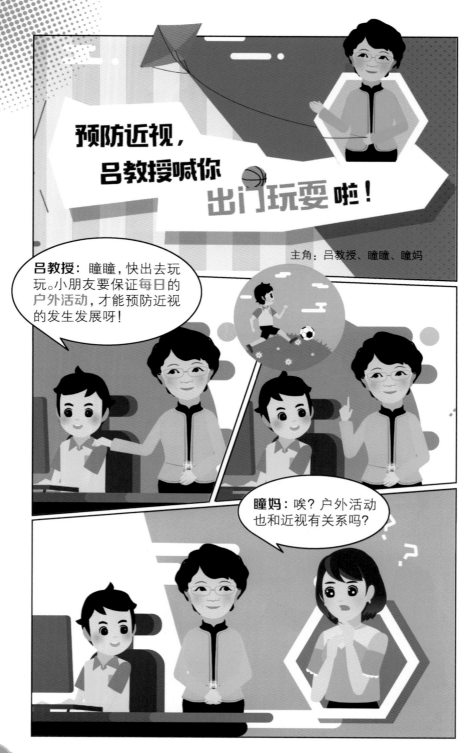

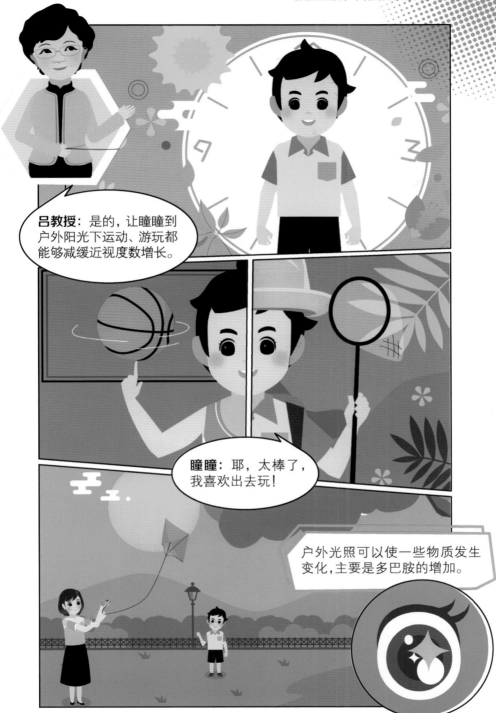

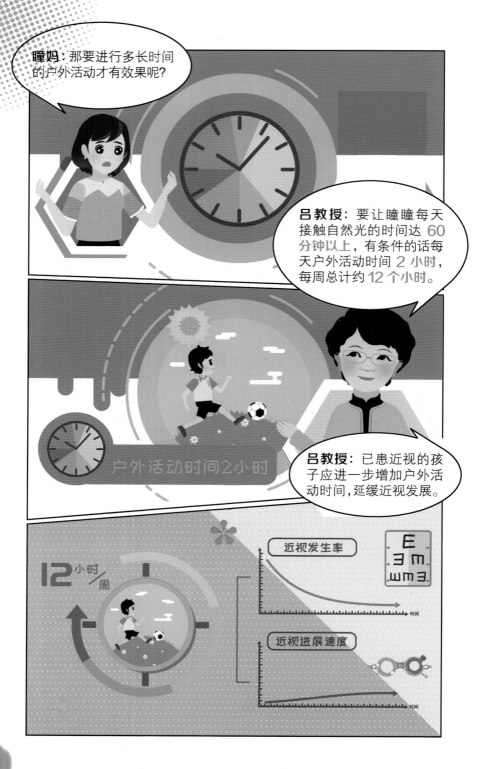

64

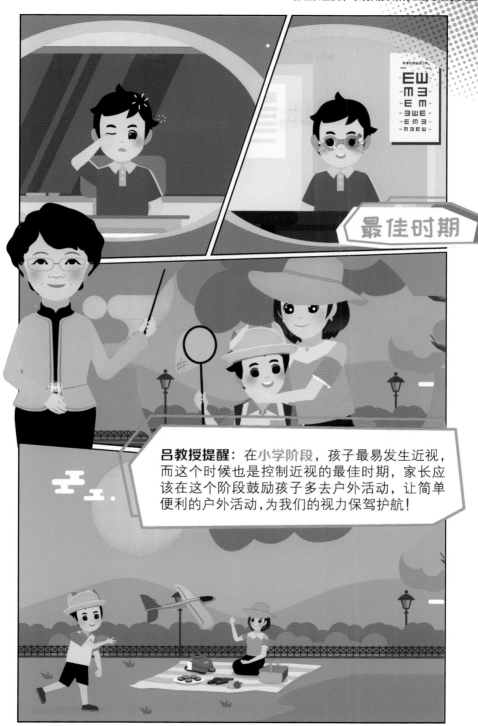

最佳时期

吕教授提醒： 在小学阶段，孩子最易发生近视，而这个时候也是控制近视的最佳时期，家长应该在这个阶段鼓励孩子多去户外活动，让简单便利的户外活动，为我们的视力保驾护航！

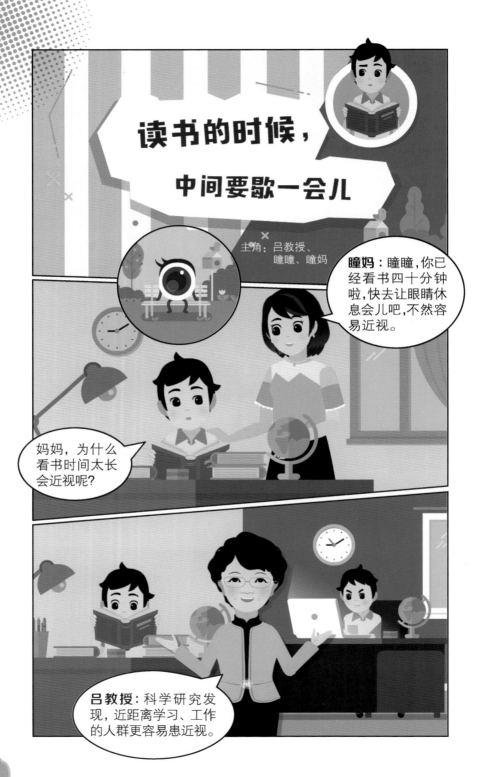

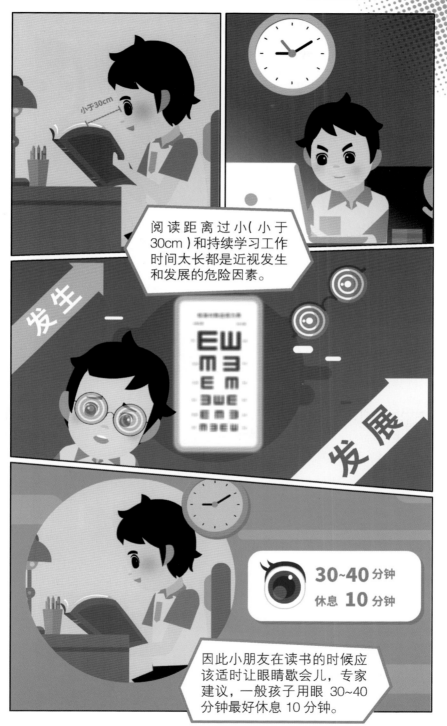

阅读距离过小(小于30cm)和持续学习工作时间太长都是近视发生和发展的危险因素。

发生

发展

30~40分钟
休息 10分钟

因此小朋友在读书的时候应该适时让眼睛歇会儿，专家建议，一般孩子用眼 30~40 分钟最好休息 10 分钟。

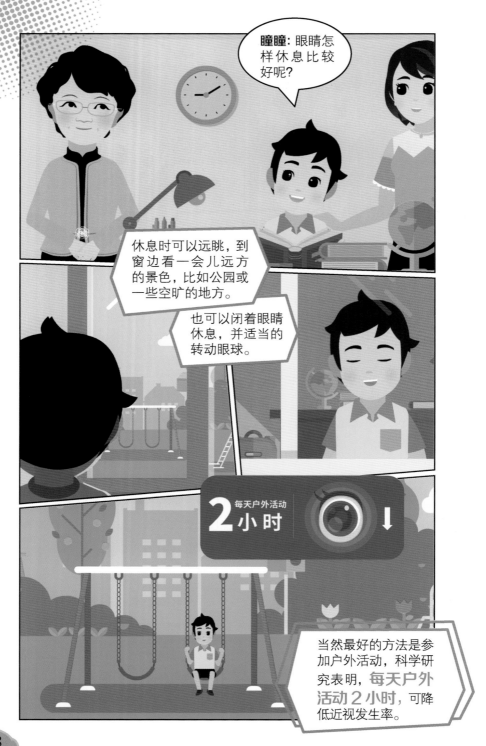

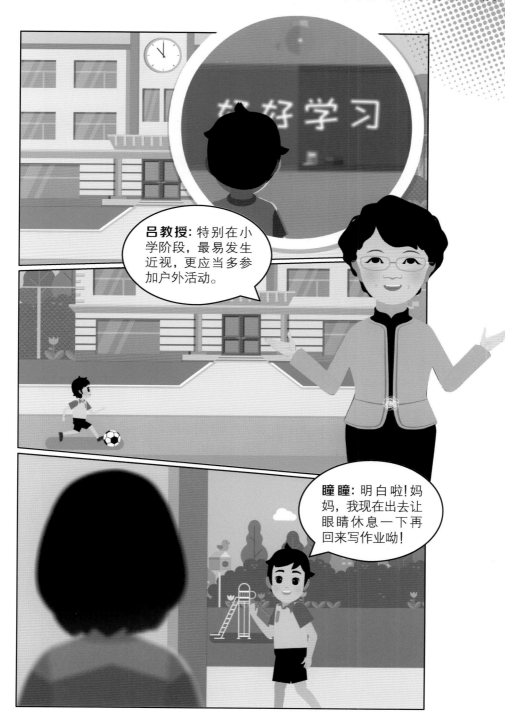

吕教授：特别在小学阶段，最易发生近视，更应当多参加户外活动。

瞳瞳：明白啦!妈妈，我现在出去让眼睛休息一下再回来写作业呦!

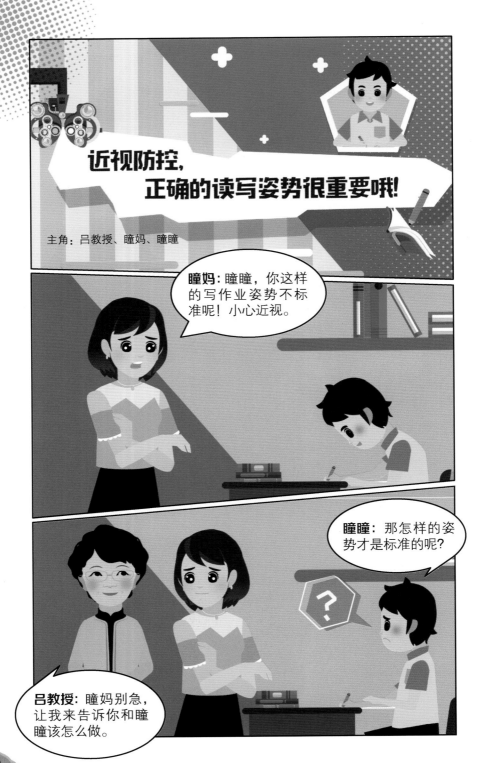

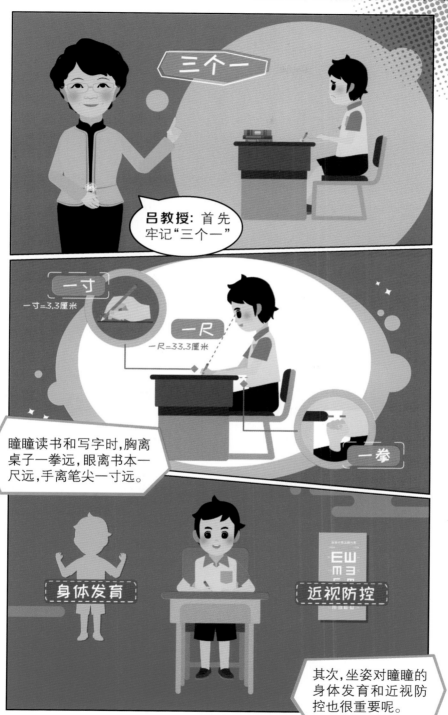

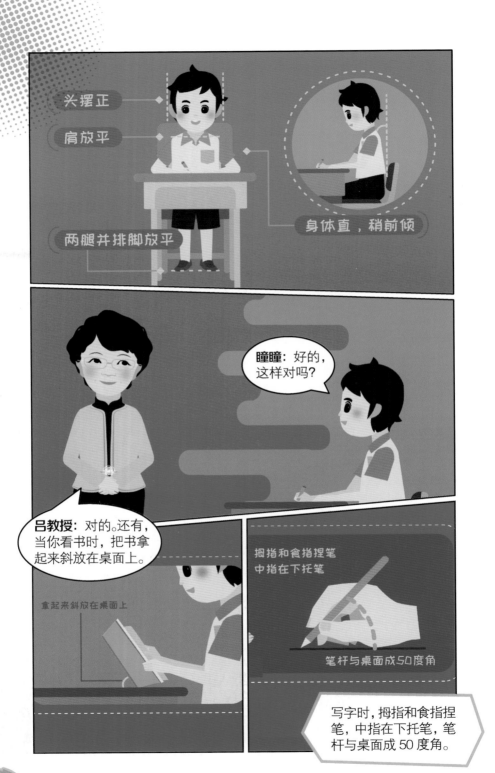

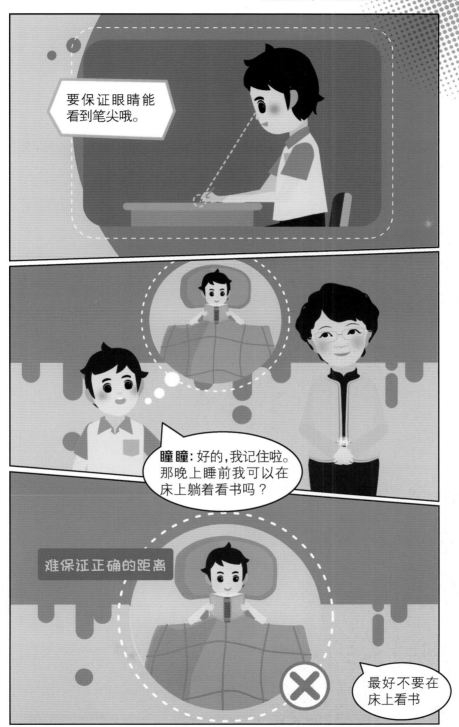

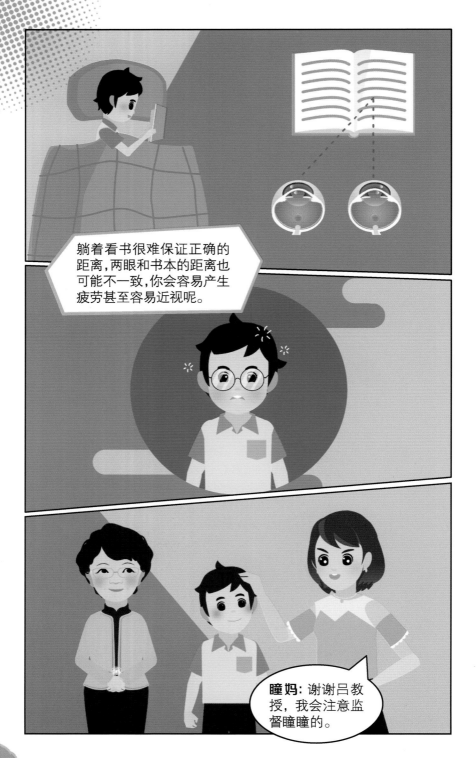

74

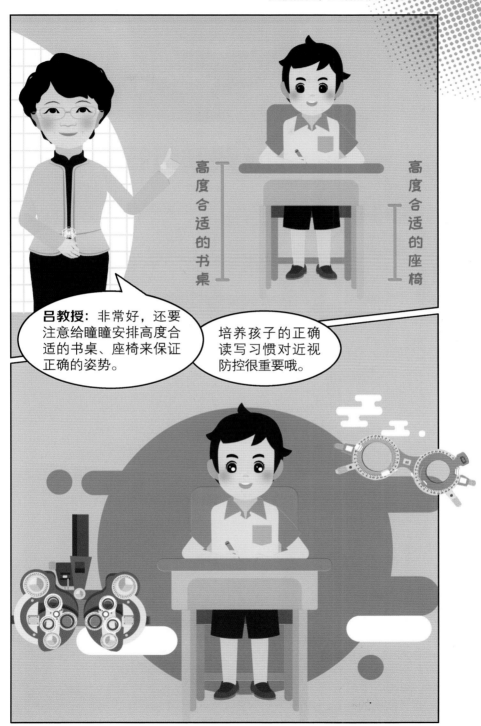

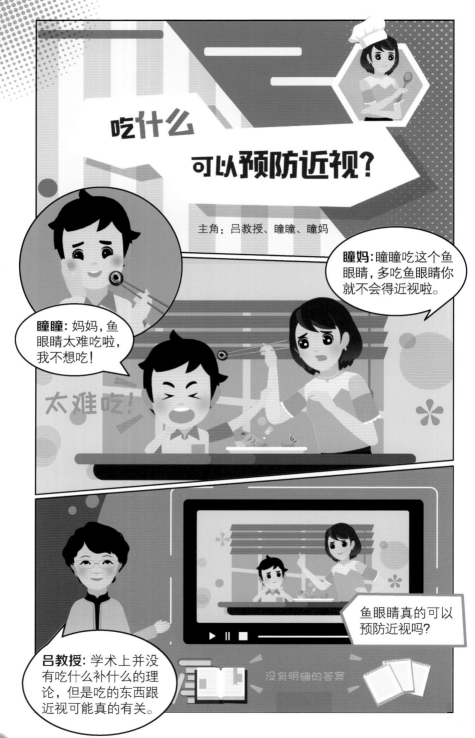

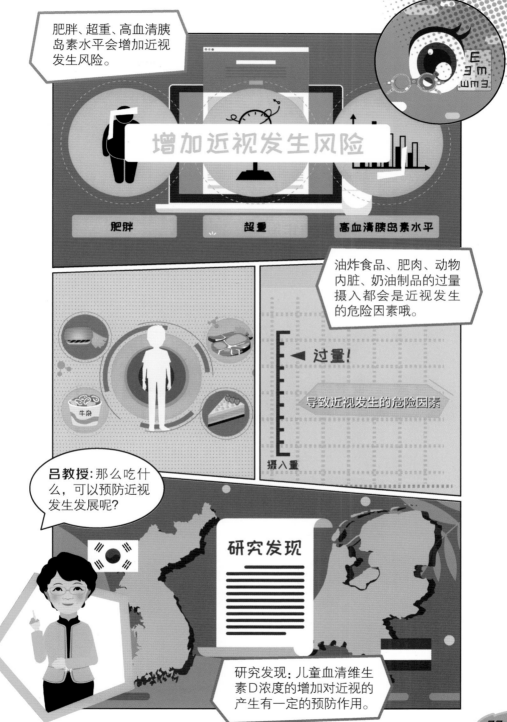

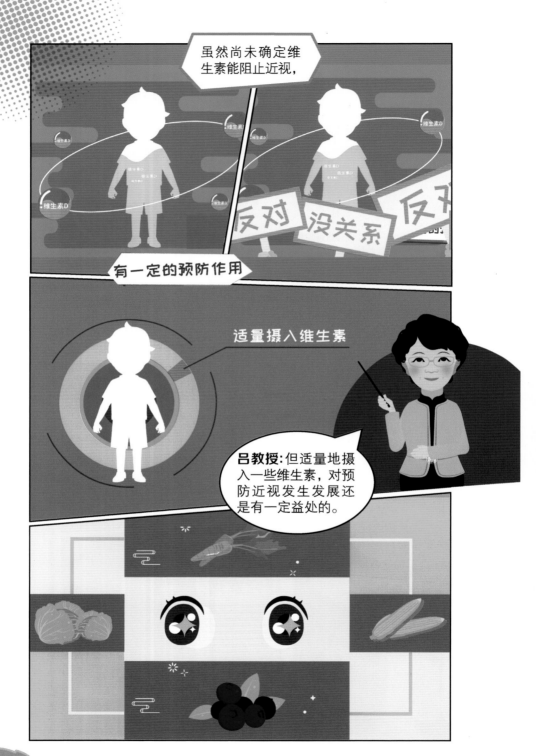

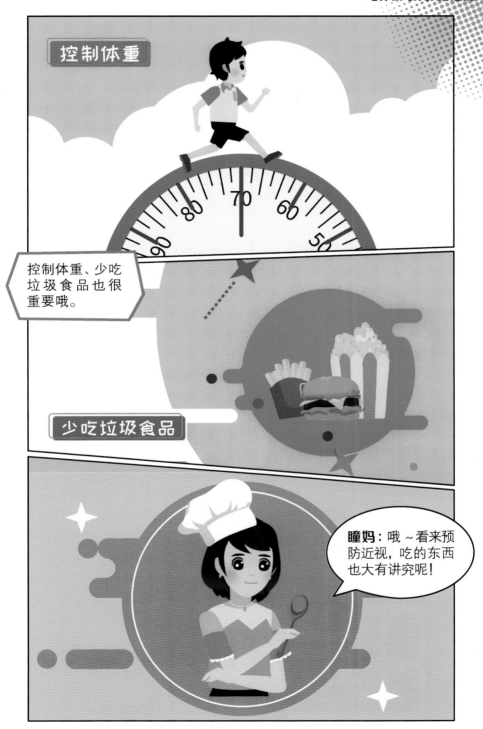

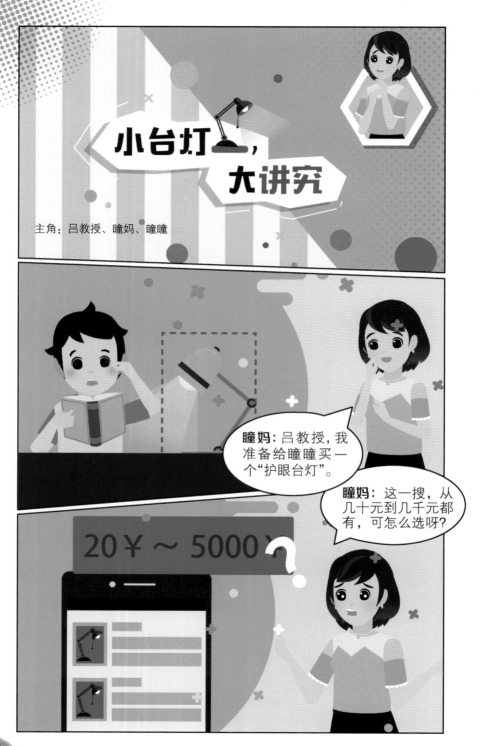

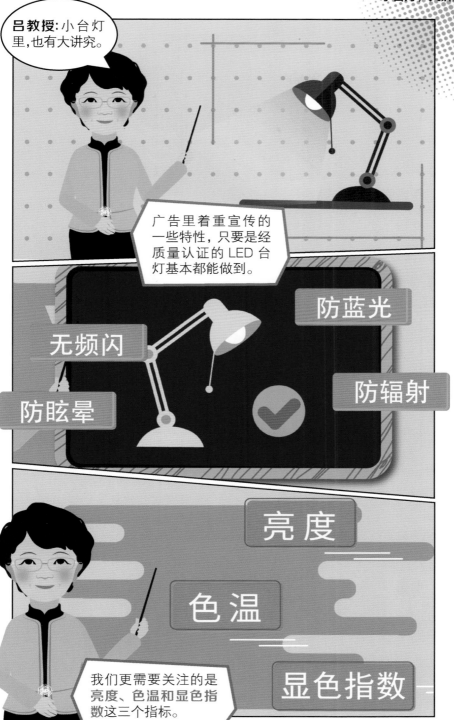

吕教授:小台灯里,也有大讲究。

广告里着重宣传的一些特性,只要是经质量认证的 LED 台灯基本都能做到。

防蓝光

无频闪

防辐射

防眩晕

亮度

色温

显色指数

我们更需要关注的是亮度、色温和显色指数这三个指标。

81

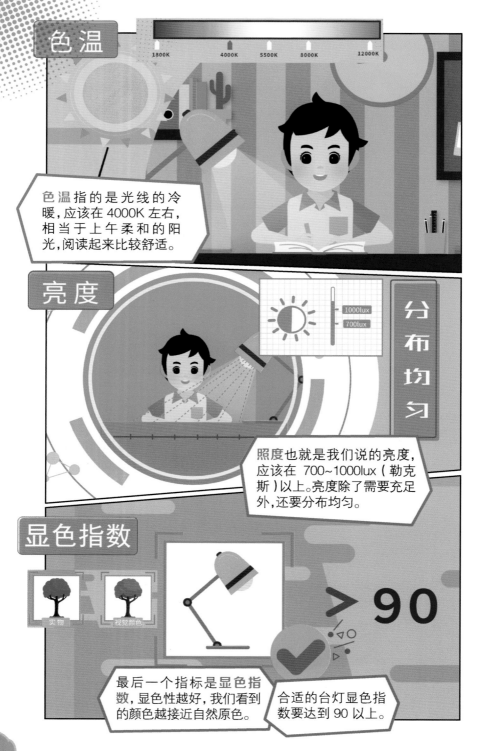

色温

1800K　4000K　5500K　8000K　12000K

色温指的是光线的冷暖，应该在 4000K 左右，相当于上午柔和的阳光，阅读起来比较舒适。

亮度

分布均匀

1000lux
700lux

照度也就是我们说的亮度，应该在 700~1000lux（勒克斯）以上。亮度除了需要充足外，还要分布均匀。

显色指数

实物　　视觉颜色

> 90

最后一个指标是显色指数，显色性越好，我们看到的颜色越接近自然原色。

合适的台灯显色指数要达到 90 以上。

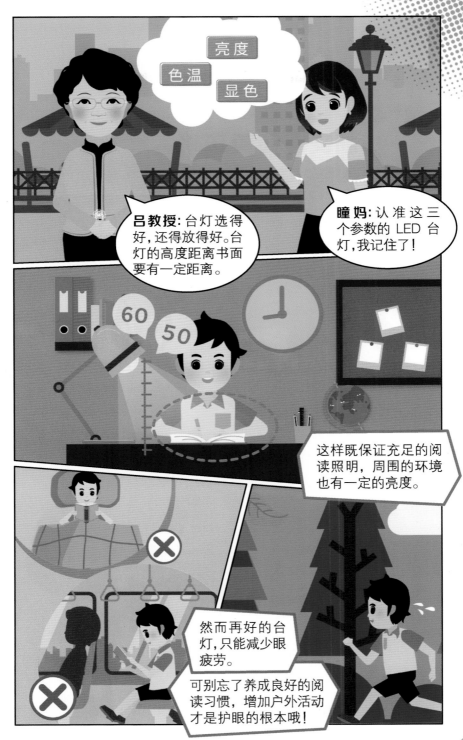

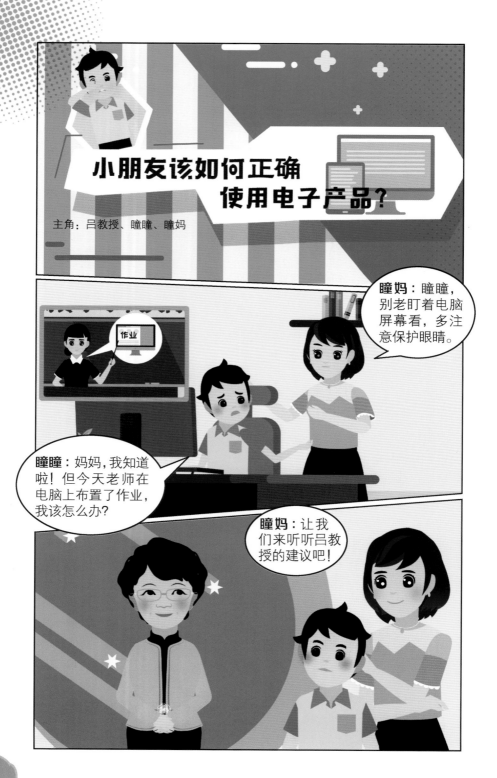

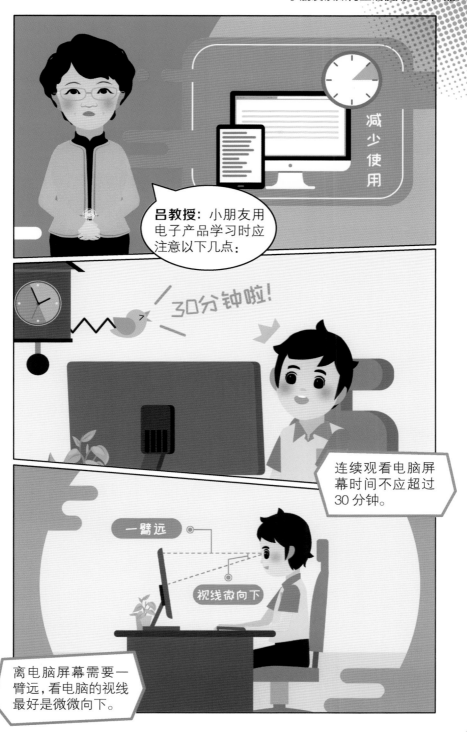

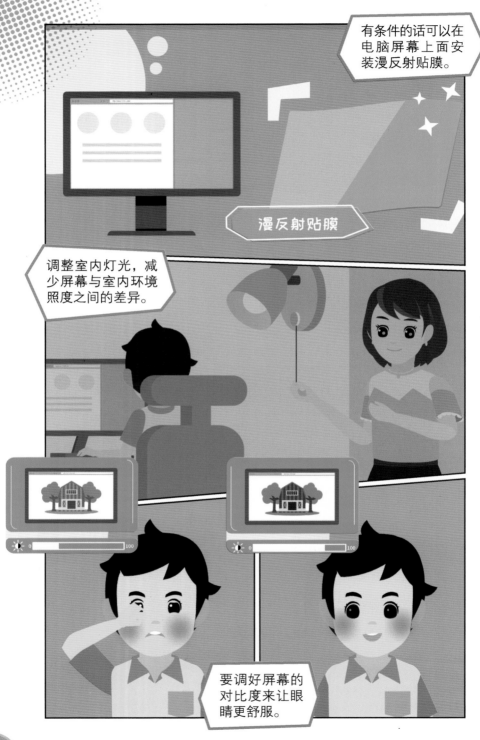

86

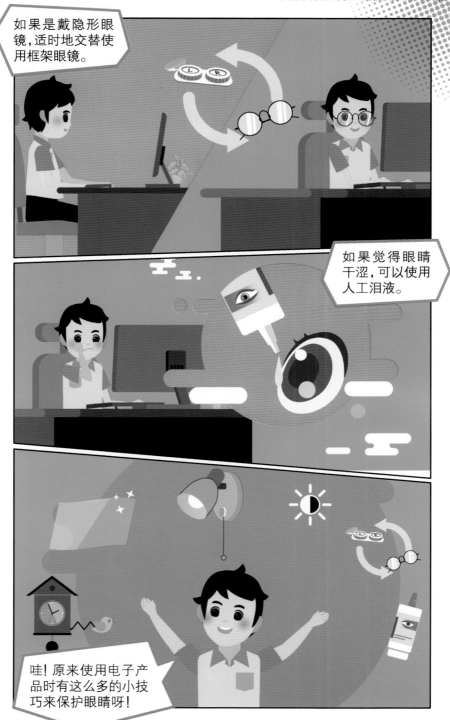

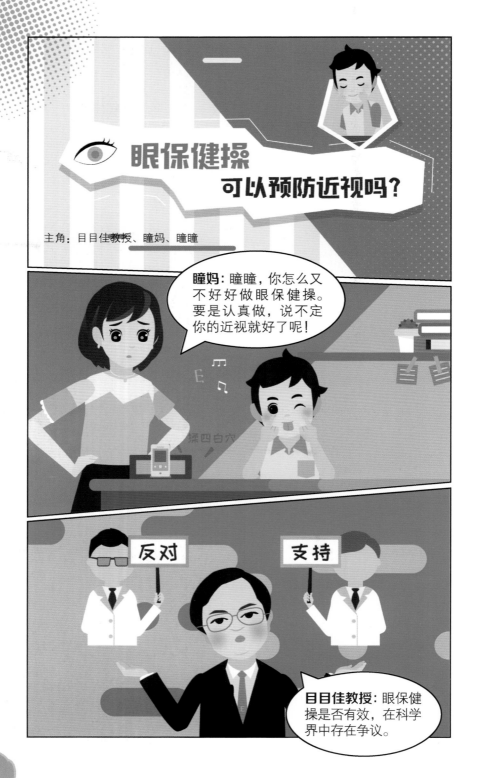

88

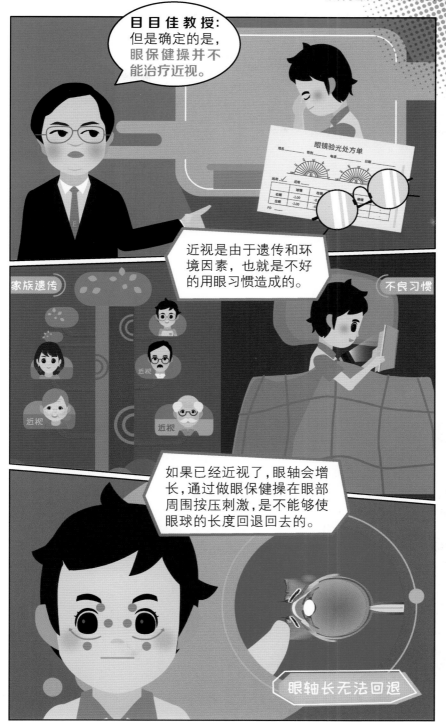

目目佳教授：但是确定的是，眼保健操并不能治疗近视。

近视是由于遗传和环境因素，也就是不好的用眼习惯造成的。

如果已经近视了，眼轴会增长，通过做眼保健操在眼部周围按压刺激，是不能够使眼球的长度回退回去的。

家族遗传

不良习惯

眼轴长无法回退

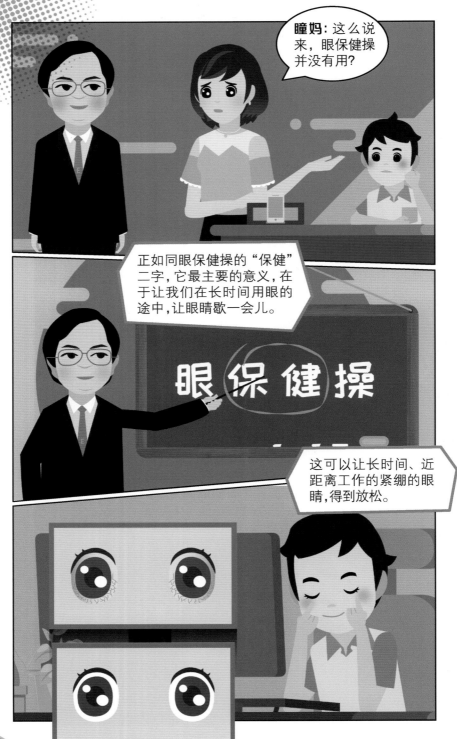

瞳妈：这么说来，眼保健操并没有用？

正如同眼保健操的"保健"二字，它最主要的意义，在于让我们在长时间用眼的途中，让眼睛歇一会儿。

这可以让长时间、近距离工作的紧绷的眼睛，得到放松。

90

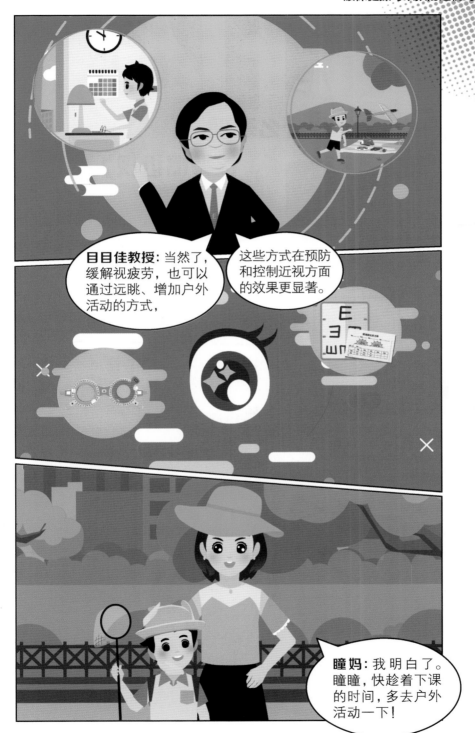

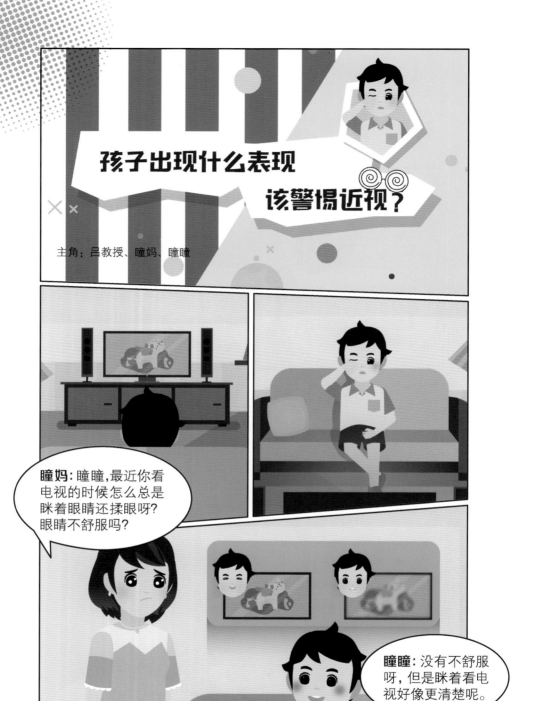

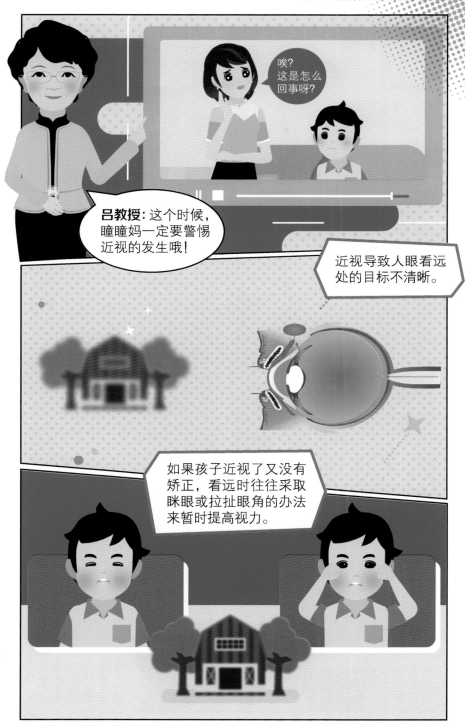

唉？这是怎么回事呀？

吕教授：这个时候，瞳瞳妈一定要警惕近视的发生哦！

近视导致人眼看远处的目标不清晰。

如果孩子近视了又没有矫正，看远时往往采取眯眼或拉扯眼角的办法来暂时提高视力。

93

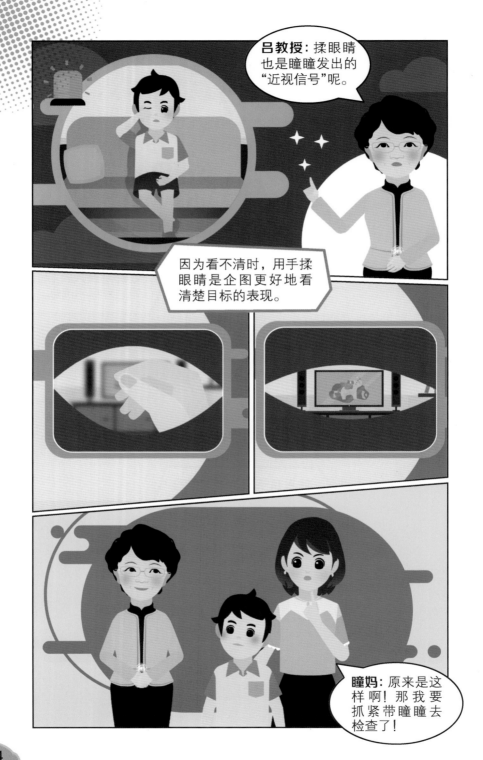

94

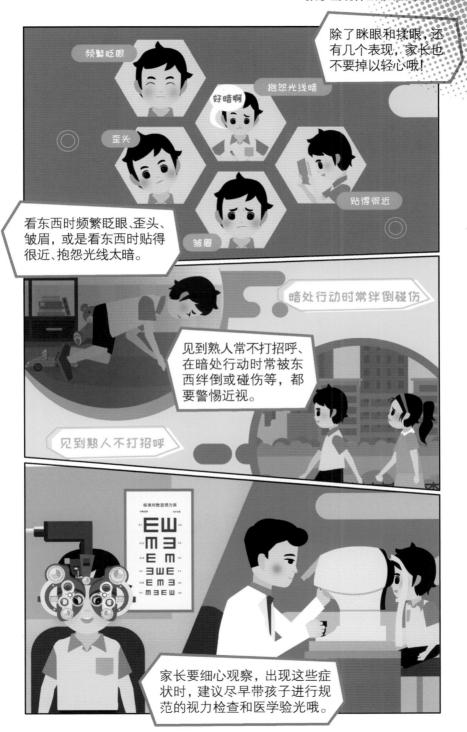

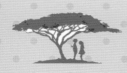

温州醫科大學附属眼视光医院
The Eye Hospital of Wenzhou Medical University
山楂树科普团队
The Thorn Tree Boost Team

近视矫治——近视了，我们该怎么办

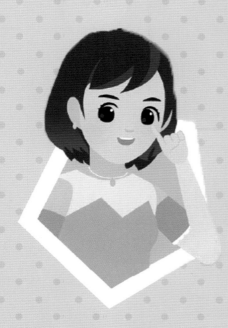

如果近视了，应该怎么办？

屈光手术是什么？

OK镜是什么？

扫描二维码，
可以观看
小故事的视频

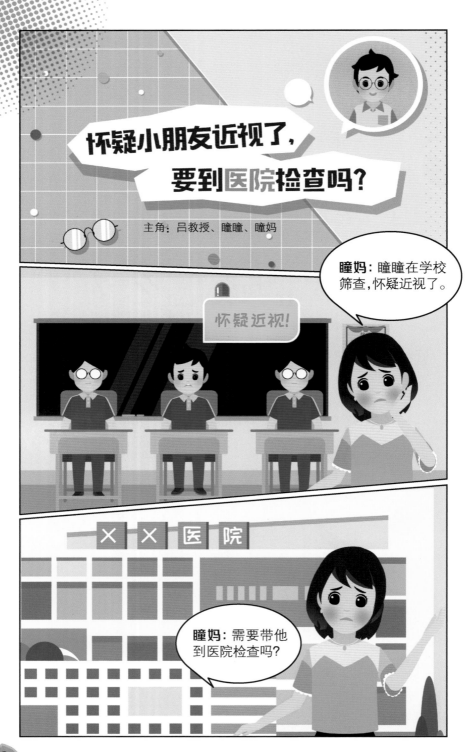

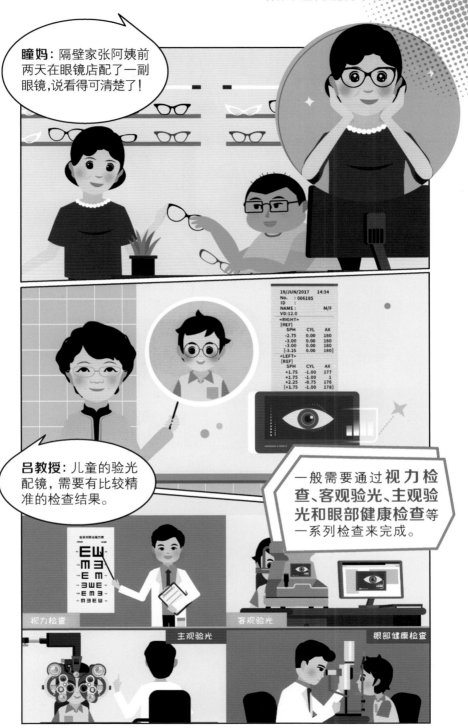

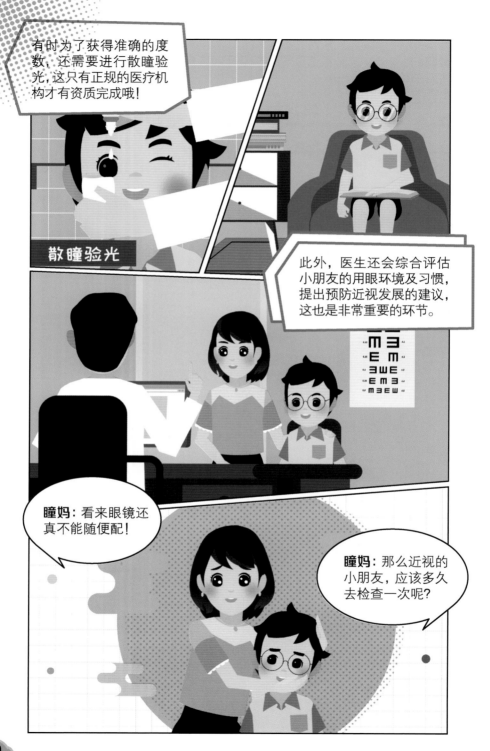

有时为了获得准确的度数，还需要进行散瞳验光，这只有正规的医疗机构才有资质完成哦！

散瞳验光

此外，医生还会综合评估小朋友的用眼环境及习惯，提出预防近视发展的建议，这也是非常重要的环节。

瞳妈：看来眼镜还真不能随便配！

瞳妈：那么近视的小朋友，应该多久去检查一次呢？

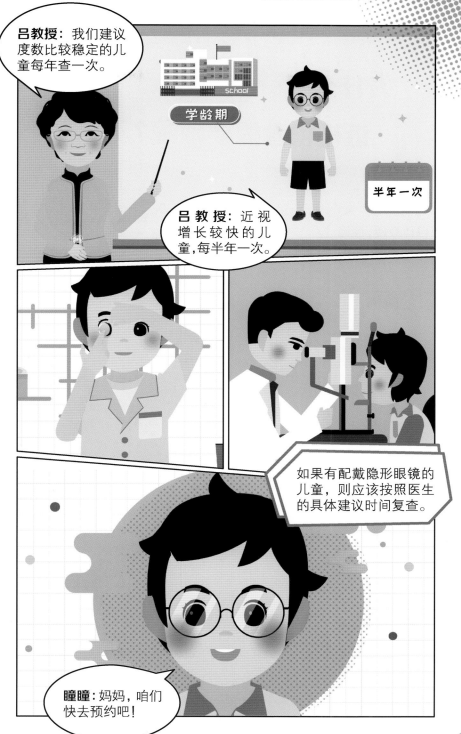

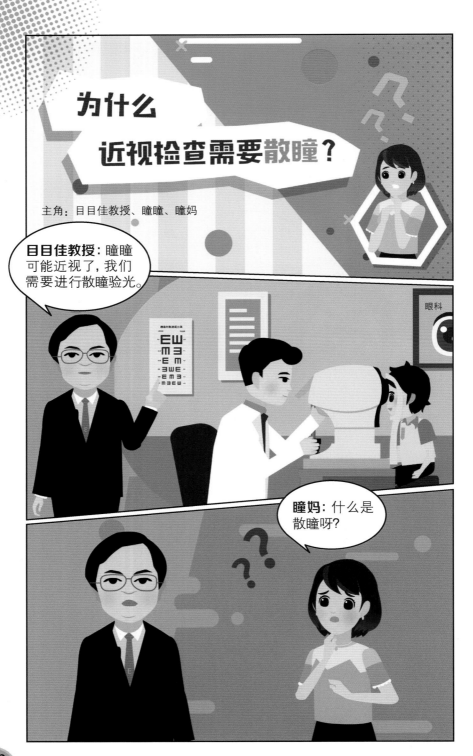

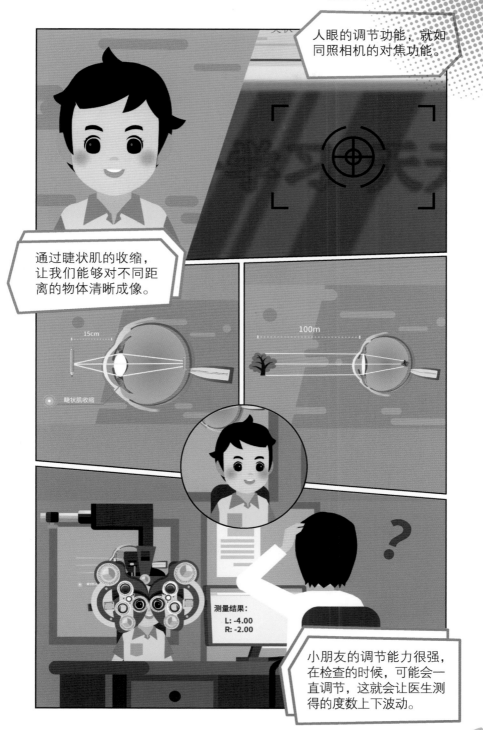

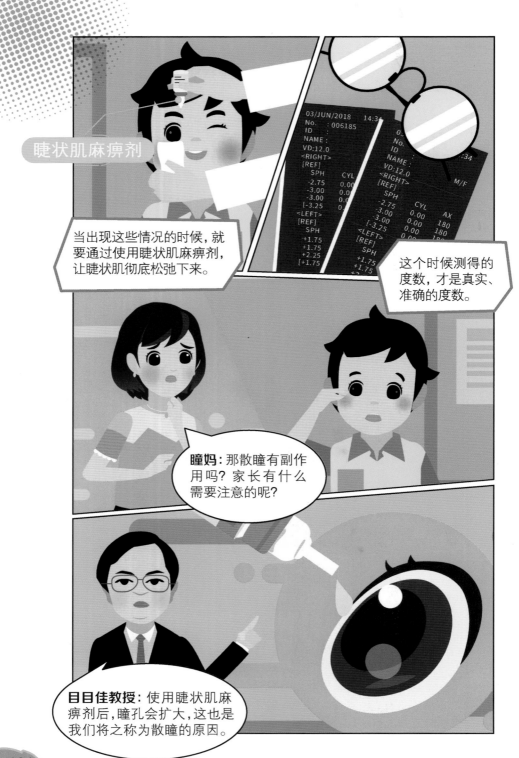

睫状肌麻痹剂

当出现这些情况的时候，就要通过使用睫状肌麻痹剂，让睫状肌彻底松弛下来。

这个时候测得的度数，才是真实、准确的度数。

瞳妈：那散瞳有副作用吗？家长有什么需要注意的呢？

目目佳教授：使用睫状肌麻痹剂后，瞳孔会扩大，这也是我们将之称为散瞳的原因。

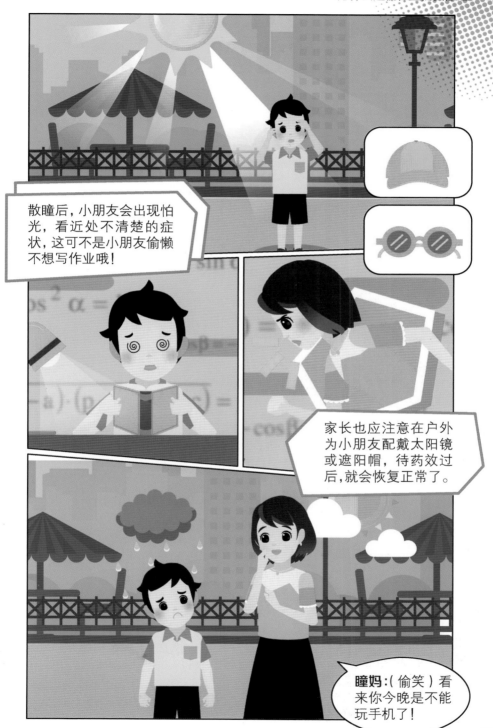

散瞳后,小朋友会出现怕光,看近处不清楚的症状,这可不是小朋友偷懒不想写作业哦!

家长也应注意在户外为小朋友配戴太阳镜或遮阳帽,待药效过后,就会恢复正常了。

瞳妈:(偷笑)看来你今晚是不能玩手机了!

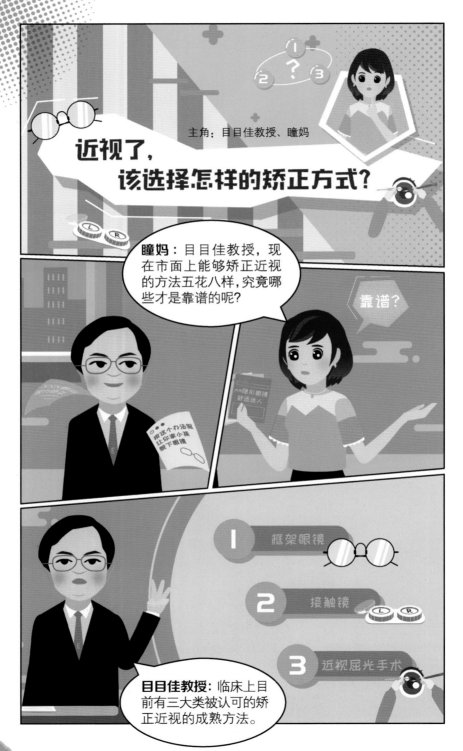

106

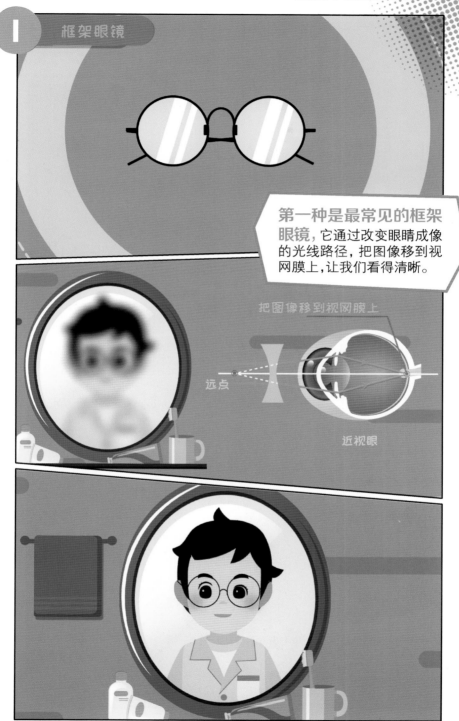

框架眼镜

第一种是最常见的框架眼镜，它通过改变眼睛成像的光线路径，把图像移到视网膜上，让我们看得清晰。

把图像移到视网膜上

远点

近视眼

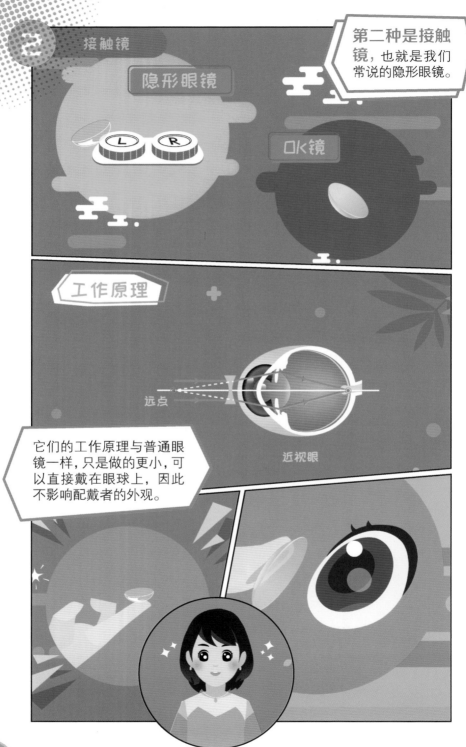

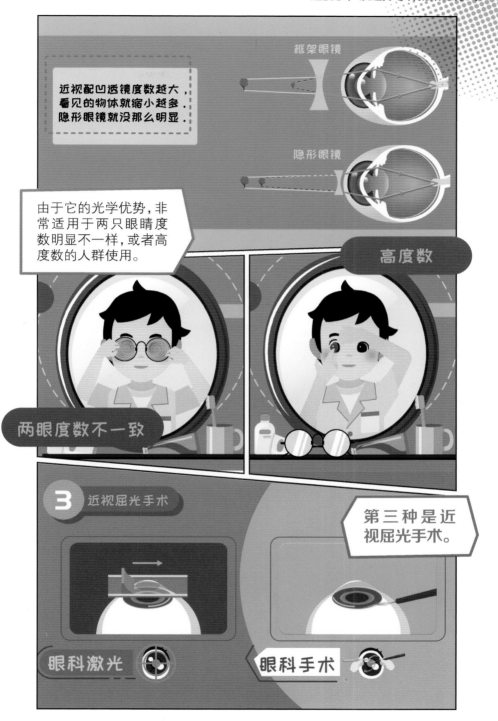

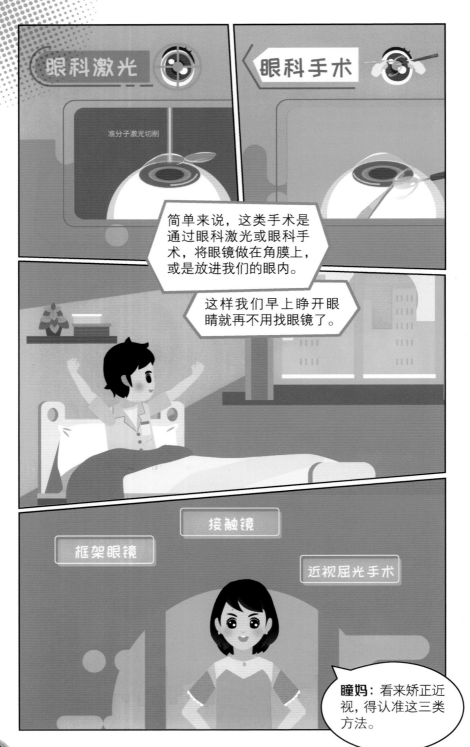

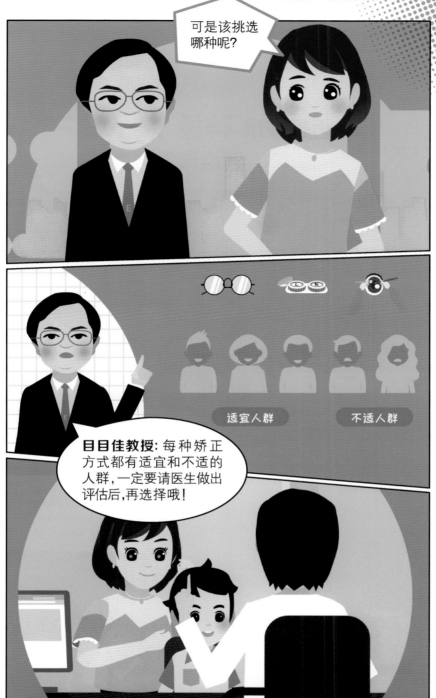

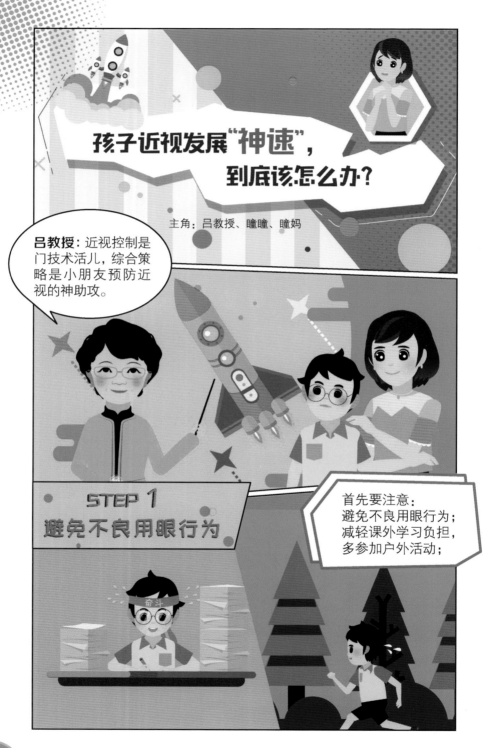

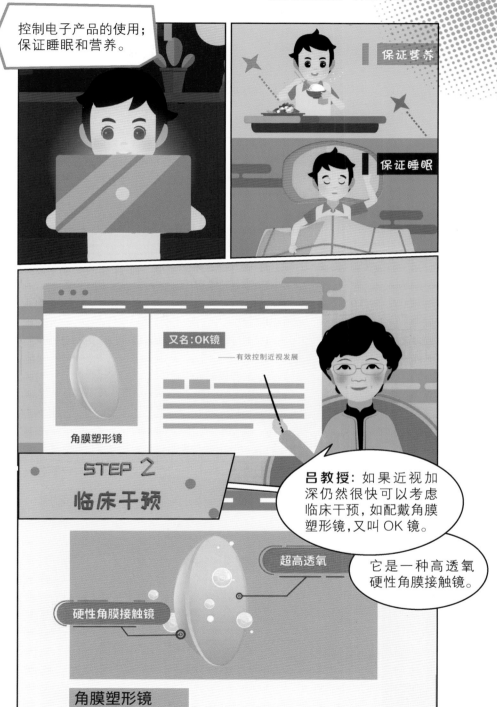

控制电子产品的使用；保证睡眠和营养。

保证营养

保证睡眠

又名:OK镜

——有效控制近视发展

角膜塑形镜

STEP 2

临床干预

吕教授：如果近视加深仍然很快可以考虑临床干预，如配戴角膜塑形镜，又叫OK镜。

它是一种高透氧硬性角膜接触镜。

超高透氧

硬性角膜接触镜

角膜塑形镜

113

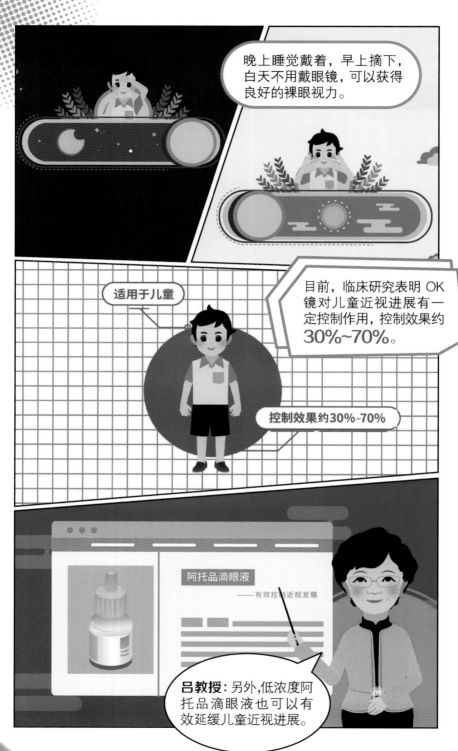

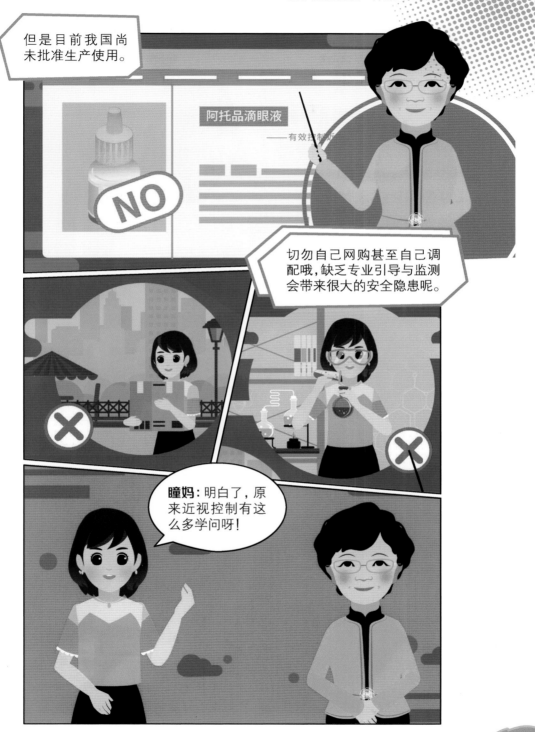

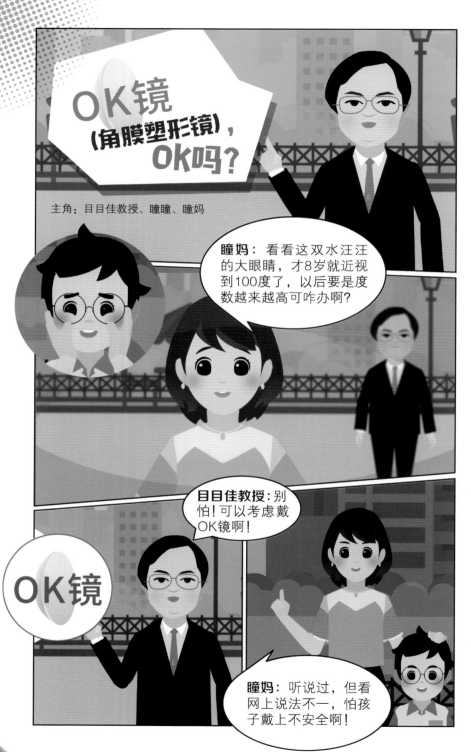

116

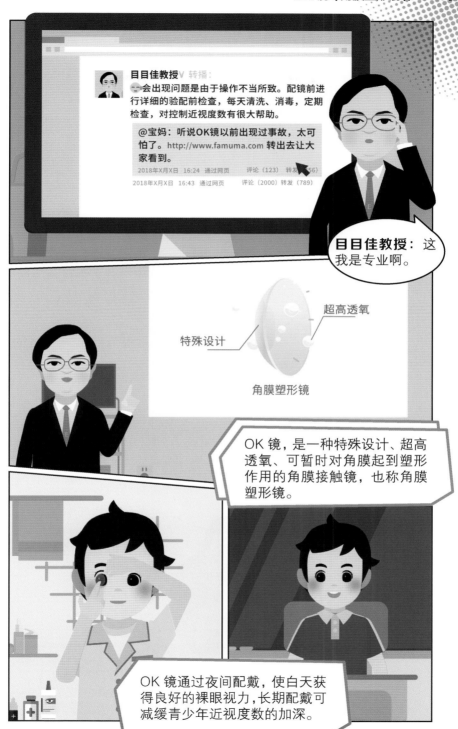

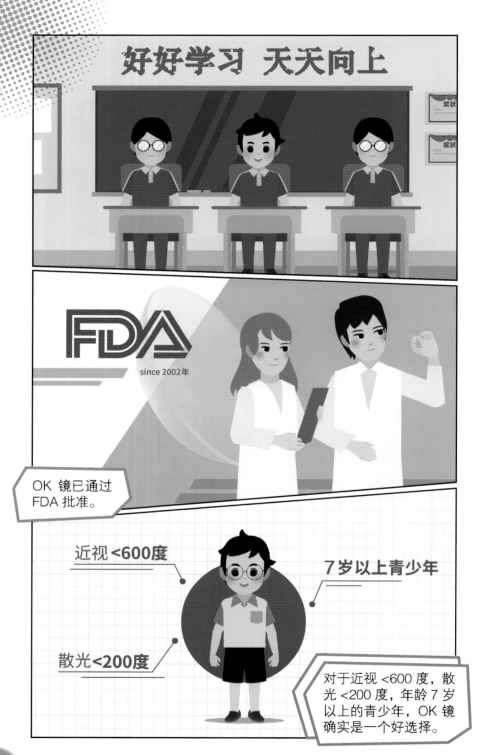

118

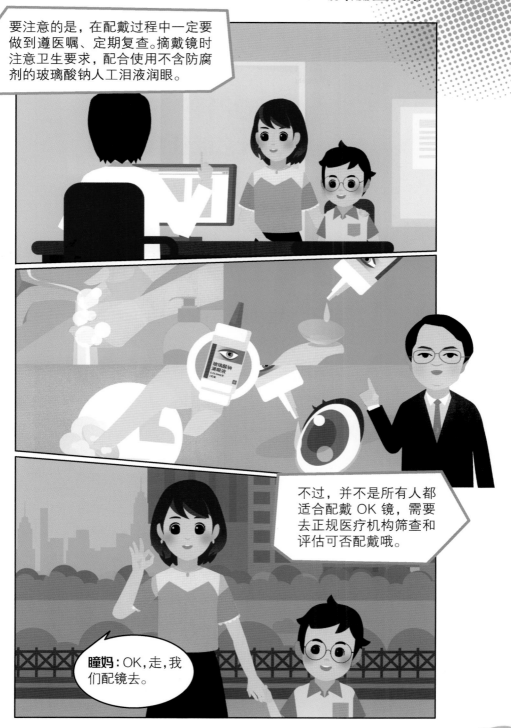

要注意的是，在配戴过程中一定要做到遵医嘱、定期复查。摘戴镜时注意卫生要求，配合使用不含防腐剂的玻璃酸钠人工泪液润眼。

不过，并不是所有人都适合配戴 OK 镜，需要去正规医疗机构筛查和评估可否配戴哦。

瞳妈：OK，走，我们配镜去。

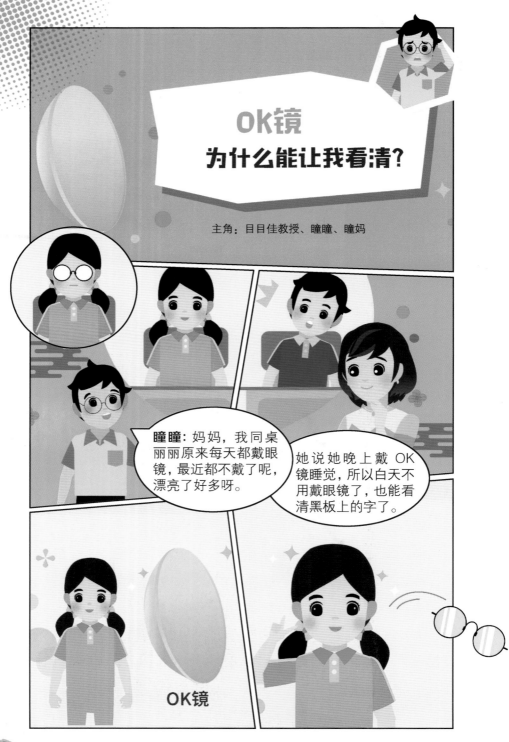

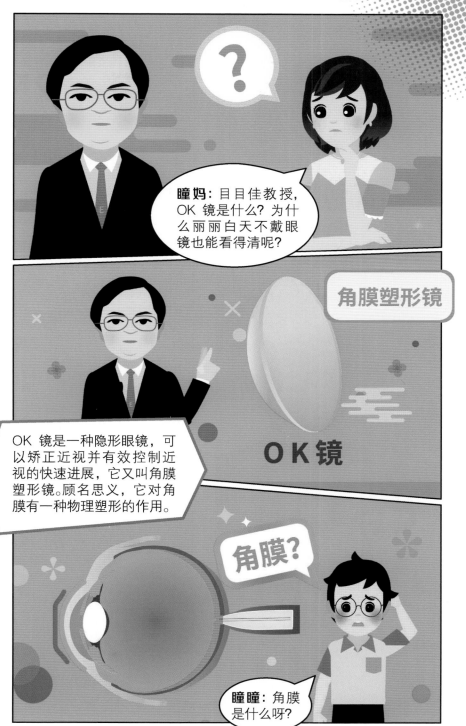

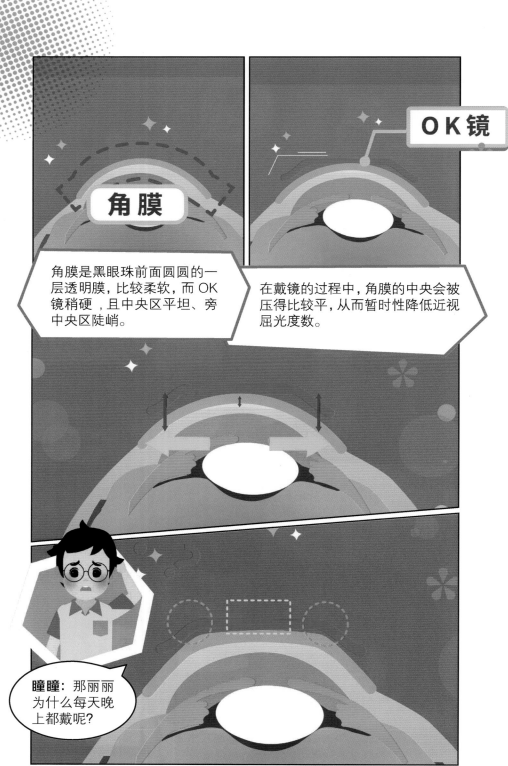

角膜

OK镜

角膜是黑眼珠前面圆圆的一层透明膜，比较柔软，而OK镜稍硬，且中央区平坦、旁中央区陡峭。

在戴镜的过程中，角膜的中央会被压得比较平，从而暂时性降低近视屈光度数。

瞳瞳：那丽丽为什么每天晚上都戴呢？

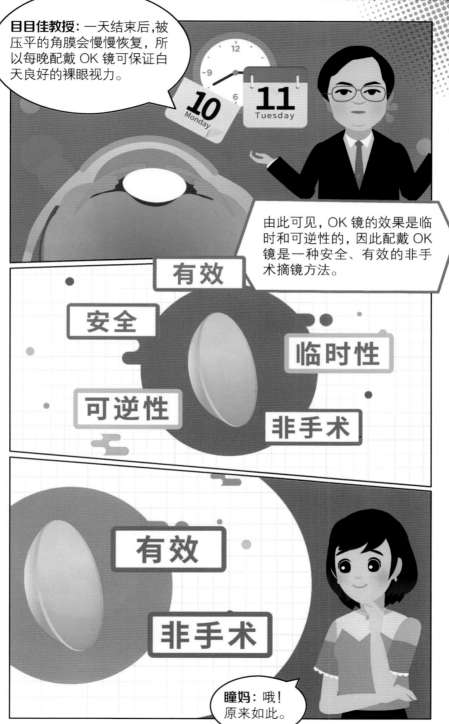

123

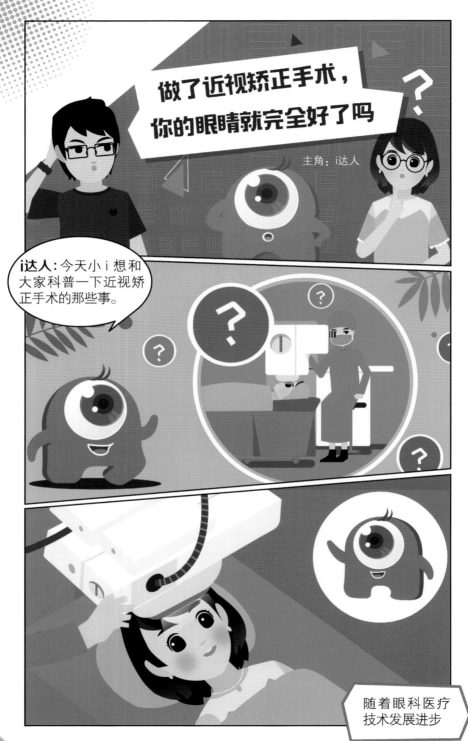

124

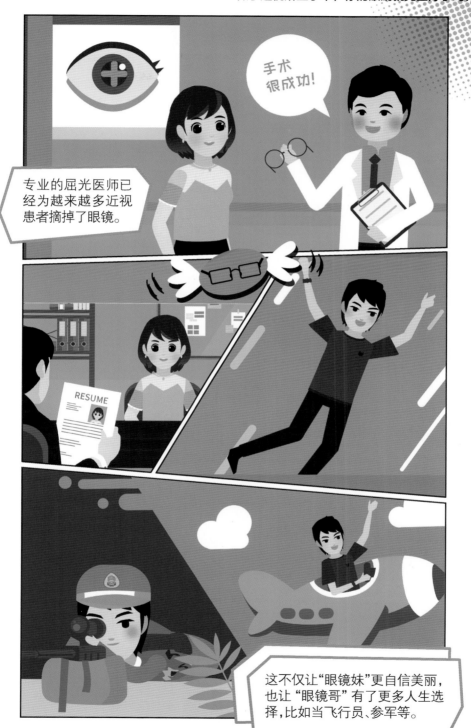

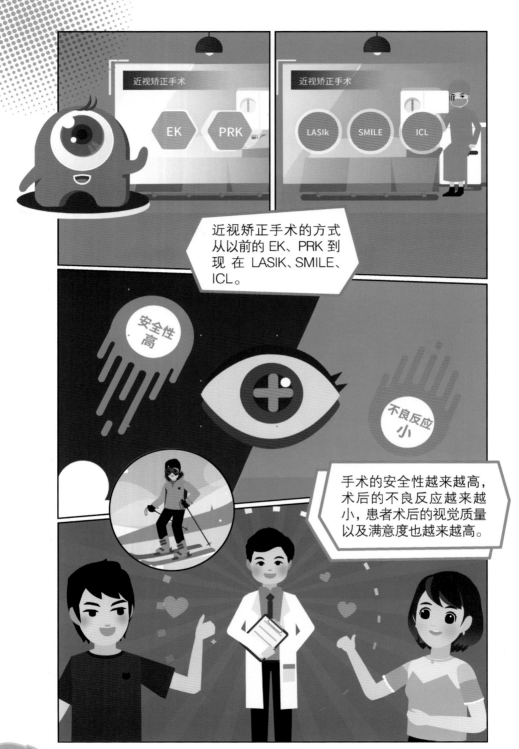

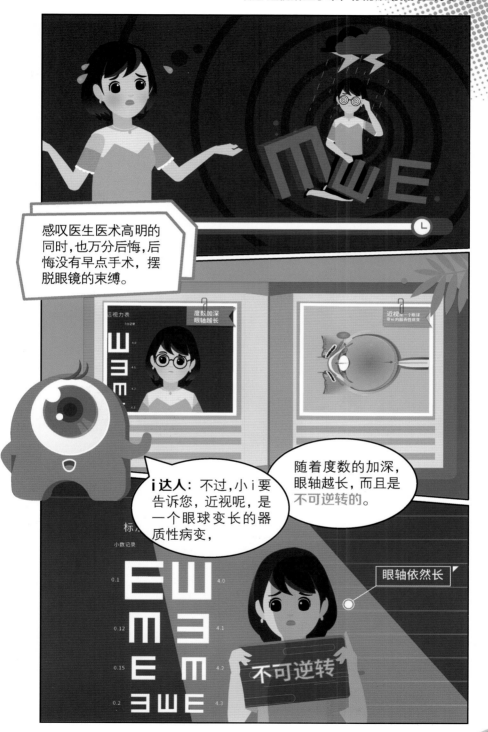

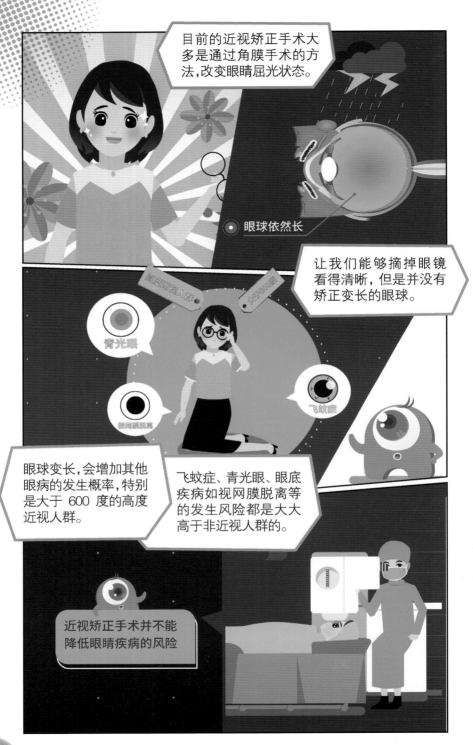

128

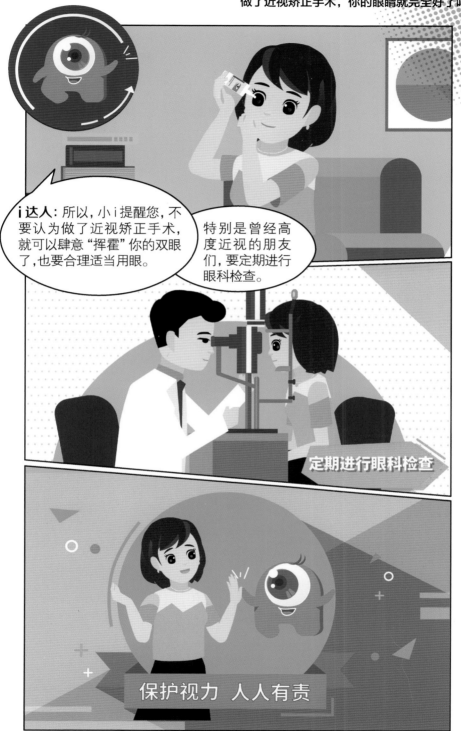

129

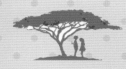
温州醫科大學附属眼视光医院
The Eye Hospital of Wenzhou Medical University
山楂树科普团队
The Thorn Tree Boost Team

常见误区

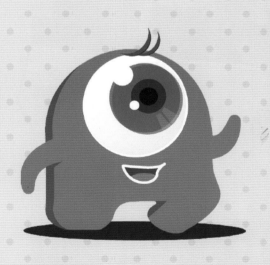

不戴眼镜能延缓近视发展？×

有些偏方可以治愈近视？×

关于近视，有哪些常见的错误认识？

扫描二维码，
可以观看
小故事的视频

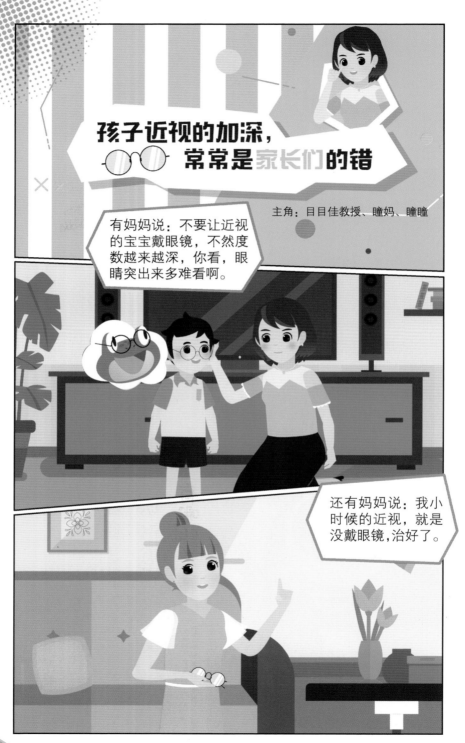

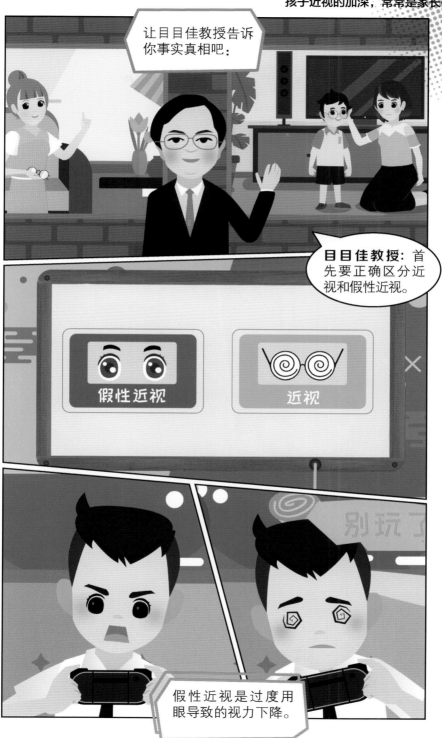

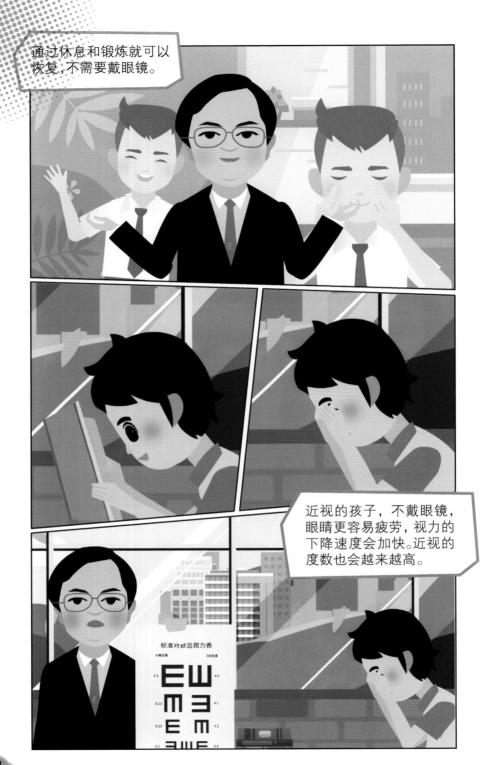

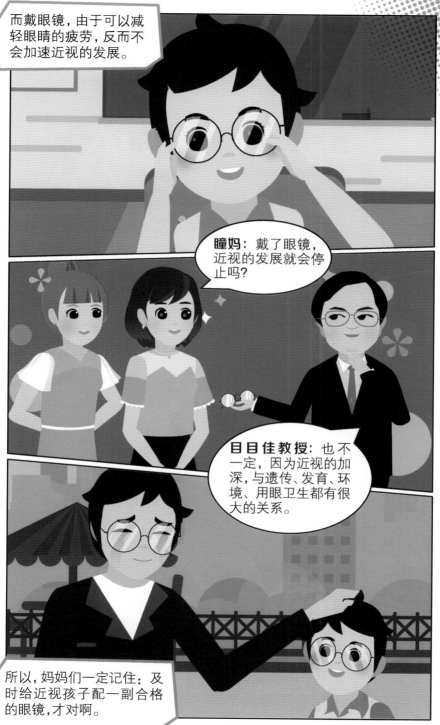

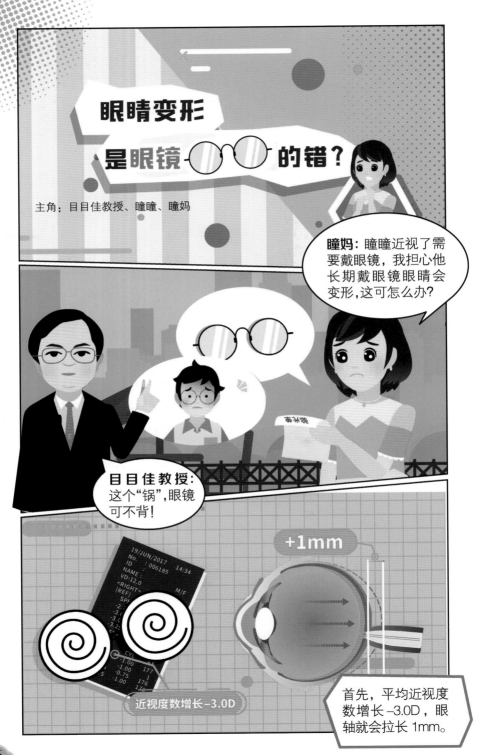

136

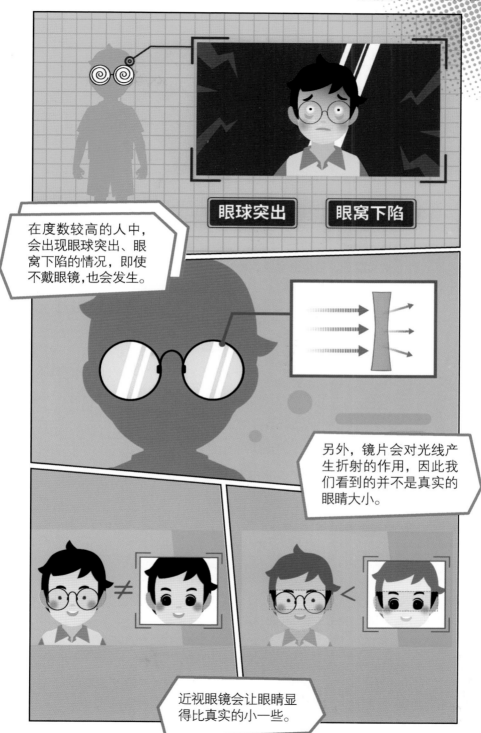

眼球突出　　眼窝下陷

在度数较高的人中，会出现眼球突出、眼窝下陷的情况，即使不戴眼镜，也会发生。

另外，镜片会对光线产生折射的作用，因此我们看到的并不是真实的眼睛大小。

近视眼镜会让眼睛显得比真实的小一些。

137

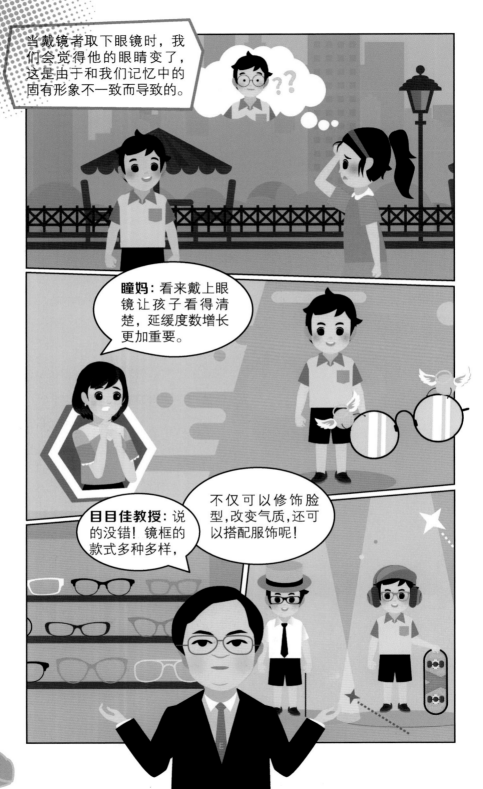

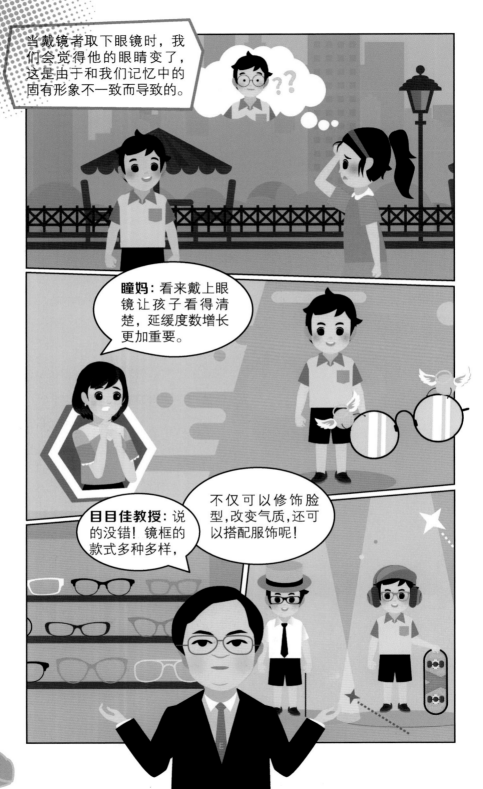

当戴镜者取下眼镜时，我们会觉得他的眼睛变了，这是由于和我们记忆中的固有形象不一致而导致的。

瞳妈：看来戴上眼镜让孩子看得清楚，延缓度数增长更加重要。

目目佳教授：说的没错！镜框的款式多种多样，

不仅可以修饰脸型，改变气质，还可以搭配服饰呢！

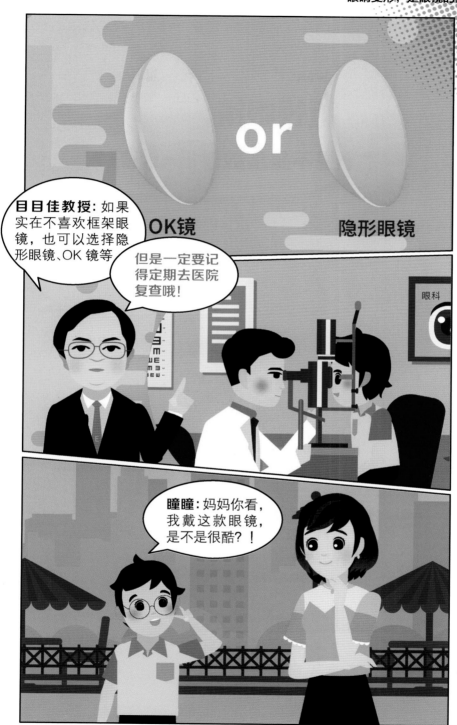

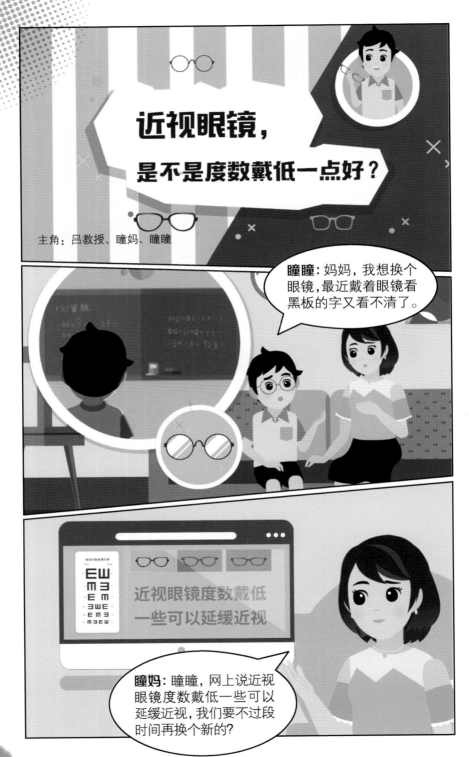

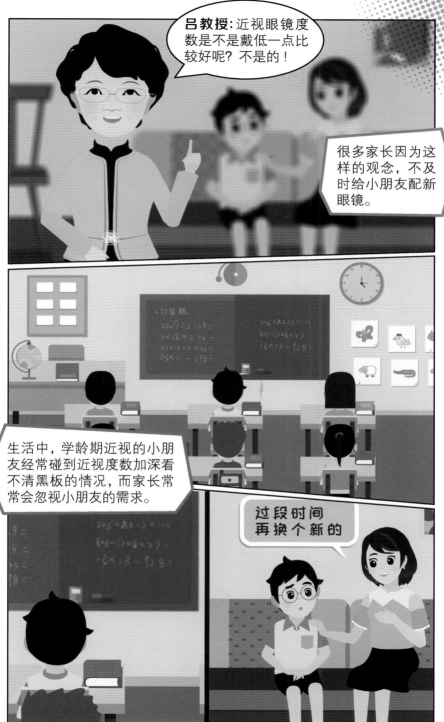

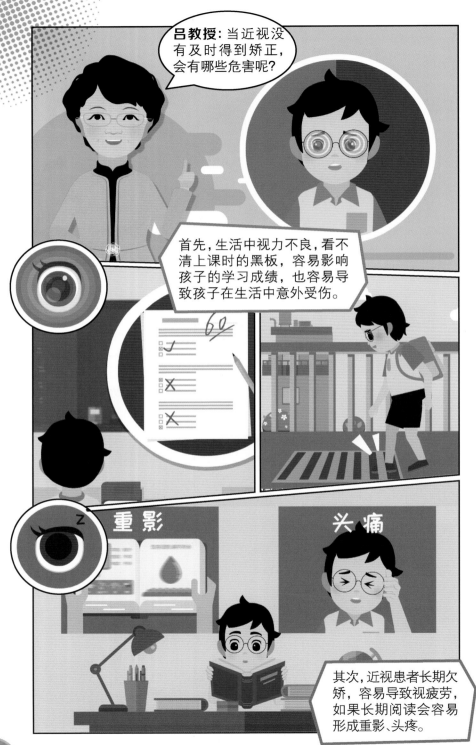

142

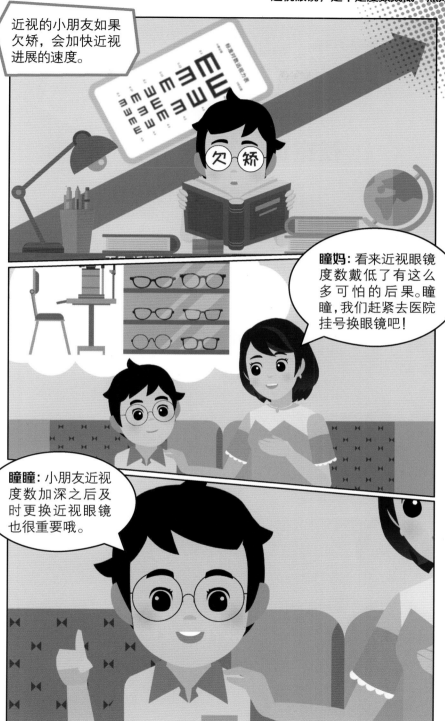

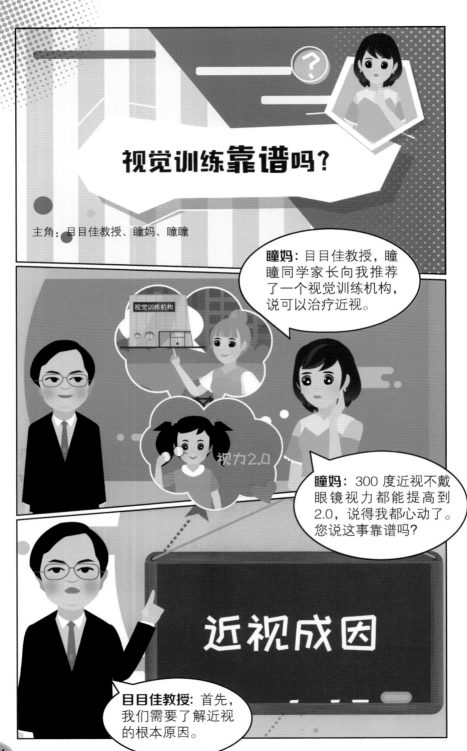

144

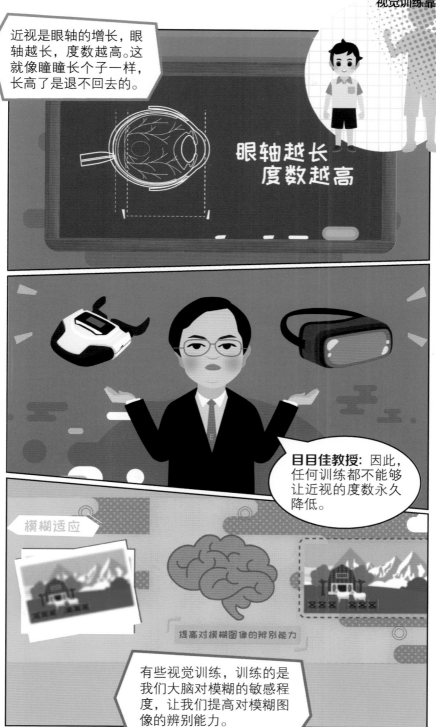

近视是眼轴的增长，眼轴越长，度数越高。这就像瞳瞳长个子一样，长高了是退不回去的。

眼轴越长
度数越高

目目佳教授: 因此，任何训练都不能够让近视的度数永久降低。

模糊适应

提高对模糊图像的辨别能力

有些视觉训练，训练的是我们大脑对模糊的敏感程度，让我们提高对模糊图像的辨别能力。

145

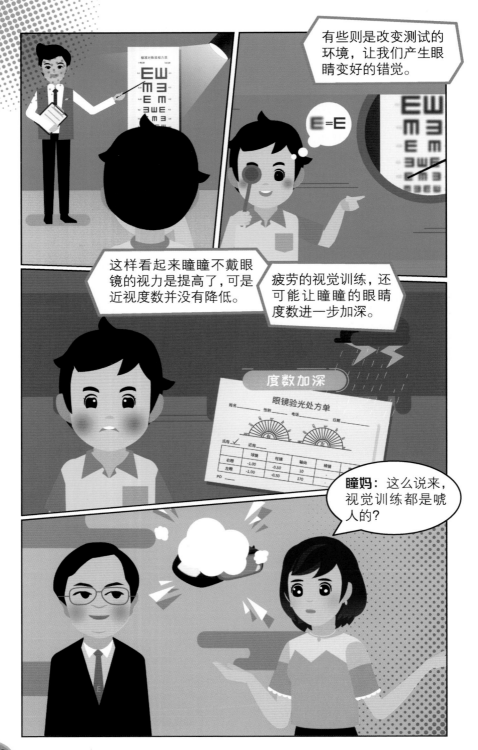

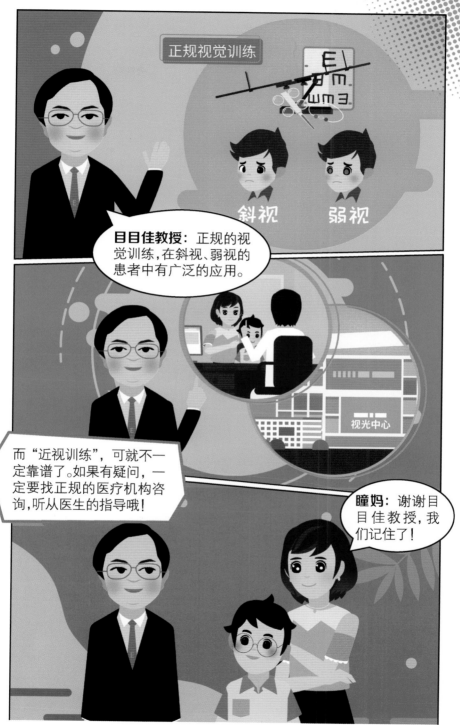

147

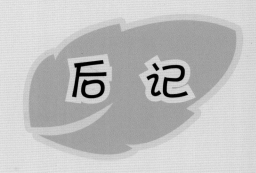

后 记

看完这本书之后，您是不是对近视防控有了些基本认识呢？

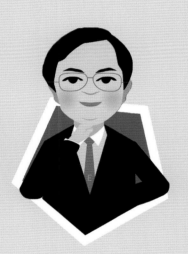

目目佳教授再次提醒：孩子近视后要及时到正规医疗机构检查，不要轻信所谓的偏方，近视不可逆，不要到不规范的机构"治疗"近视。

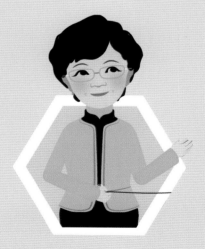

小朋友们在看书的时候，有没有注意阅读距离和合适的光线呢？不要忘记，每天户外活动 2 小时以上，可以预防近视，延缓近视发展。那么现在看完书了，快到户外玩耍吧！